D1748555

Burnout
Natur, Philosophie und
Traditionelle Medizin im Burnout

Haftung: Alle Angaben in diesem Buch sind nach bestem wissenschaftlichen Können des Autors gemacht. Weder der Verfasser noch der Verlag können für Angaben über die Wirkung Gewähr übernehmen. Es bleibt in der alleinigen Verantwortung des Lesers, diese Angaben einer eigenen Prüfung zu unterziehen. Auf die geltenden gesetzlichen Bestimmungen wird ausdrücklich hingewiesen.

Alle Rechte, insbesondere die des Nachdrucks, der Übersetzung, des Vortrags, der Radio- und Fernsehsendung und der Verfilmung sowie jeder Art der fotomechanischen Wiedergabe, der Telefonübertragung und der Speicherung in Datenverarbeitungsanlagen und Verwendung in Computerprogrammen, auch auszugsweise, vorbehalten.

© 2017, BACOPA VERLAG
4521 Schiedlberg/Austria
verlag@bacopa.at, www.bacopa.at

Printed in EU
ISBN 9783902735973

1. Auflage, 2017

Gerhard Kögler

Burnout

Natur, Philosophie und
Traditionelle Medizin im Burnout

BACOPA VERLAG

1. Einleitung.................................. 6
2. Burnout aus der Sicht der modernen Medizin....... 16
   Laborwerte und medikamentöse Behandlung 16
   Psychologie und Psychiatrie 19
   Silent Inflammation.......................... 23
   Neueste Gehirnforschung..................... 26
3. Burnout aus der Sicht der TCM
   (Traditionelle Chinesische Medizin).............. 32
   TCM in Österreich 34
   Alte chinesische Behandlungsvorschläge 35
   TCM durch Hong Ying und Hong Li 36
4. Burnout aus der Sicht der
   Schamanistischen Philosophie 44
   Pablo Russel................................ 44
   Bill Plotkin 51
5. Burnout aus der Sicht der TEM
   (Traditionelle Europäische Medizin).............. 58
   Europäische Wurzeln 59
   Humoralmedizin 66
   Die fünf Elemente und die Lebensprinzipien 77

**6. Ganzheitlicher Therapieansatz im
   „Ring der Prävention"®** **87**
   A. Bewegung............................ 91
   B. Ernährung............................ 98
   C. Umwelt
      Belastungen......................... 103
      Entgiftung........................... 110
   D. Geist – Seele – Spiritualität 112
   E. Asiatische und Europäische Traditionsmedizin ... 130

7. Zusammenfassung und Blick in die Zukunft....... 135

   Der Autor 146
   Danksagung 147

1.

Einleitung

Ich habe die Ehre und das außerordentliche Vergnügen, in meiner Ordination mit Zwillingsschwestern, TCM Ärztinnen der Liaoning TCM Universität aus Shenyang, zusammenarbeiten zu dürfen. Ihre Namen sind Hong Ying und Hong Li. Selten habe ich Ärztinnen mit so viel Feingefühl und Mitgefühl einerseits und direkter und praktischer Veranlagung andererseits kennengelernt, und dementsprechend werden sie von unseren Patienten geliebt. Wir vereinen Traditionelle Chinesische und Traditionelle Europäische mit moderner Medizin zu einem harmonischen Ganzen. Das ermöglichte mir nicht nur neue Therapiemethoden kennenzulernen, sondern die Welt und ihre Krankheiten auch aus einer ganz anderen Perspektive zu sehen. Neben einer Zunahme meiner allgemeinen Toleranz führte es auch zu einem plötzlichen Verstehen von vielen Beschwerdebildern, die aus dem westlichen Denkrahmen nicht zu erklären waren. Letztlich ergibt dies eine Aufweichung von starren Denkmustern hin zu einer in alle Richtungen offenen Betrachtungsweise. Dafür bin ich meinen „Jüngeren Schwestern", wie in China nahestehende Personen bezeichnet werden, sehr dankbar.

Wir erklären unseren Patienten die Entwicklung ihrer Krankheit immer als einen umgehängten Rucksack. Dieser

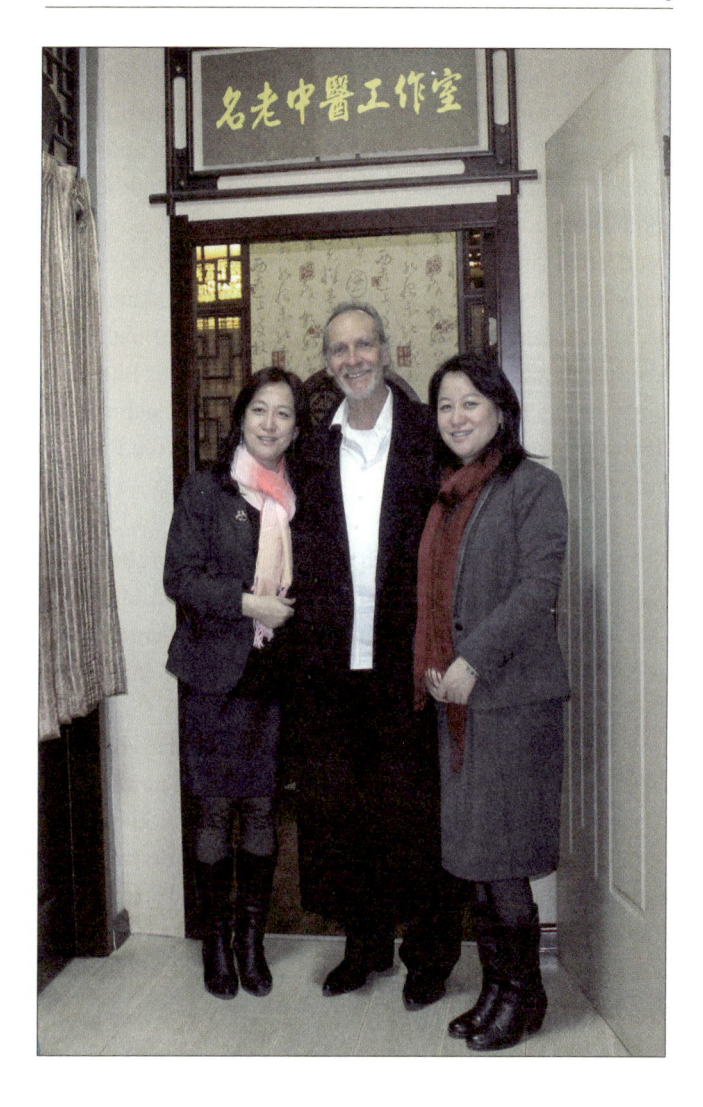

füllt sich langsam mit Belastungen, wird immer schwerer und hindert uns immer mehr am Vorwärtskommen. Letztlich ist am Ende oft nur mehr eine Kleinigkeit erforderlich, um uns zusammenbrechen zu lassen. Doch während sich die moderne Medizin meist nur auf die letzte Kleinigkeit konzentriert, ist in einer traditionell ganzheitlichen Betrachtung diese Kleinigkeit keineswegs die Ursache der Krankheit. Diese liegt im bereits gefüllten Rucksack, den es auf mehreren Ebenen zu leeren gilt. Das ist auch ein passendes Bild zum Burnout, bei dem die Menschen offensichtlich auch mit einer zu großen Last durch ihr Leben gehen, bis die Energie aufgebraucht ist.

Mit Aufmerksamkeit habe ich die Dokumentation „Burnout, deine Chance zum Neubeginn" von Müller und Martinek studiert.[1] Ich konnte dabei ein Phänomen erkennen, das auch mit meinen langjährigen Erfahrungen und in Gesprächen mit Betroffenen übereinstimmt. In dieser Dokumentation kamen Therapeuten und viele Betroffene, die nach Überwindung ihres Burnouts oft selbst zu Therapeuten wurden, zu Wort. Das Gemeinsame an ihren Erklärungen zum Burnout war, dass es sowohl in der Prävention als auch für die Selbstheilung wichtig sei, man selbst zu sein, beziehungsweise wieder zu seinem/ihrem Ich zu finden. Aber sowohl in der Beschreibung, was denn Burnout sei und wo

---

1 Burnout, deine Chance zum Neubeginn, Müller und Martinek

es herrühre, als auch in der Essenz der Therapie gab es starke Abweichungen, oft auch Gegensätze.

Das Gefühl, das sich in mir breitmachte, war, dass sie alle recht hatten, aber gleichzeitig auch alle falsch lagen. Im Einzelfall haben die meisten das für sie Richtige getan. Aber das lässt keineswegs die Erklärung für das Gesamtphänomen Burnout zu. Für die Gesamtbeurteilung der „Epidemie" Burnout gilt die Frage: Welchen Traum träumt die Gesellschaft, dass wir so viel Burnout und Depressionen haben? Und weiter: Warum gerade jetzt und in dieser Intensität? Also macht es Sinn, neben der individuellen Genese auch die der Menschengemeinschaft näher unter die Lupe zu nehmen.

Es handelt sich also um ein Phänomen, das die Menschheit betrifft, und deshalb ist es notwendig, neben dem Einzelschicksal auch nach der multifaktoriellen Krankheit des Körpers Menschheit zu forschen. Das wiederum schließt viele Aspekte unserer Entwicklung mit ein: Veränderung unserer Philosophie, Veränderung der Natur, Bevölkerungsexplosion, Zunahme der Umweltbelastungen, Verstädterung, soziale Medien, und vieles mehr.

Wenn Ärzte einen Burnout-Patienten mit Medikamenten, Psychotherapie und Kuraufenthalt behandeln, und es kommen fünf neue Burnout-Patienten nach, dann läuft etwas falsch. Wir sollten parallel zur Betrachtung des Einzelnen auch die Wurzeln in der Gesellschaft suchen. Dabei macht es Sinn, zu sehen, was denn unsere ureigenen Wurzeln sind, wie weit wir uns von diesen wegentwickelt haben und inwieweit dies etwas mit Burnout zu tun hat. Ich möchte diese Entwicklungen nur aufzeigen, ohne sie zu bewerten. Dies obliegt der werten Leserin, dem werten Leser. Die Zerrissenheit, die Orientierungslosigkeit und letztlich die Paralyse beim Burnout scheinen viel mit den Spannungsfeldern, denen wir zunehmend ausgesetzt sind, zu tun zu haben. Und diese zu analysieren, ist eine der Aufgaben dieser meiner Arbeit. Letztlich aber wird es der durchgehende „Rote Faden" der Einheit sein, der am Ende mögliche Lösungen erkennen lässt.

Wir finden derzeit in unserer Welt zwei Phänomene, die in erster Linie uns Menschen, jedoch zunehmend auch alles Leben auf diesem Planeten betreffen. Die rasante Intensivierung dieser Phänomene könnte schlicht und einfach ihren Grund in der Bevölkerungsexplosion der letzten 200 Jahre haben. Eines der Phänomene ist die zunehmende Polarität oder Dualität, die von manchen Philosophen als die Erbsünde der Menschheit gesehen und der Fähigkeit zur Reflexion zugeordnet wird. Dadurch ist sie eine scheinbare Dualität, die erst durch das Denken der Menschen entstanden ist. Wir finden sie im Norden versus Süden, Millionen von Übergewichtigen versus Millionen von Hungernden, Technologienutzung versus Naturverständnis, moderner Medizin versus traditioneller Medizinsysteme, Mensch 2.0 versus Tiraner und Individualisten versus Schwarm.

Interessanterweise scheint im Massenphänomen des Neo-Kapitalismus, der mittlerweile die ganze Welt wie ein Krebsgeschwür infiltriert hat, die Dualität reduziert. Dem Neo-Kapitalismus sind die fleißig arbeitenden Bürger, die kritiklos möglichst viel konsumieren, die liebsten. Durch diese Gleichschaltung wird die Individualität langsam aufgehoben, und die Gefahr für dieses Wirtschaftssystem, von den Bürgern abgeschafft zu werden, minimiert. Gelockt allerdings werden die Menschen durch Betonung ihres Egos und damit der Dualität: Du kannst durch uns noch besser werden und dich dadurch von anderen abheben. Und weiter ist ja das End-Ziel des Neo-Kapitalismus letztlich auch die Schaffung noch größerer Polarität, indem er den persönlichen Gewinn durch Reichtum einzelner vor den Altruismus stellt.

Die größte Dualität allerdings zeichnet sich meiner Meinung nach zwischen den Transhumanisten und den Tiranern ab. Erstere setzen auf die künftige Entwicklung eines Menschen 2.0, der größtenteils aus einer Verbindung von Mensch mit Computertechnologie, Biotechnologie und Nanotechnologie besteht – unter Aufgabe des individuellen Mensch-Seins in Dienst einer zusammenfließenden universalen menschlichen Intelligenz. Die andere Gruppe, die Tiraner, lehnt dies ab, orientiert sich an der Natur und will sich durch die Natur zum auf Sensitivität beruhenden Altruismus weiterentwickeln.

In der Kombination Nordhalbkugel, Übergewicht, Transhumanismus und moderne Medizin leben die Menschen zwar länger, haben aber gleichzeitig einen noch nie dagewesenen Druck von Zivilisationserkrankungen in Form von Epidemien wie Diabetes mellitus, Übergewicht und Adipositas, Morbus Alzheimer, Autoimmunerkrankungen und Allergien, Depressionen, Krebserkrankungen und Burnout.

Neben dieser zunehmenden Spaltung der Menschheit scheint sich seit etwa 100 Jahren als zweites Phänomen ein Zeitalter der Veränderung abzuzeichnen. Im Positiven könnte diese Veränderung ein Entwicklungssprung der Menschheit sein, im Negativen könnte sich natürlich die Menschheit auch aus der Evolution katapultieren. Und diese beiden Phänomene entwickeln sich nicht langsam, sondern in einer sich selbst beschleunigenden Spirale. Sie repräsentieren bereits jetzt die beiden zentralen Fragen unserer Erde.

Es gibt Psychiater und Psychologen, die meinen, dass Fragen und Probleme, die nicht auf der geistigen Ebene gelöst werden, in den Körperschatten sinken und sich dort als Krankheit ausdrücken können. Das Burnout (ebenso wie die Depression) mit seiner multifaktoriellen Genese scheint so eine Ausdruckskrankheit zu sein, und die tiefgehende Heilung könnte von der persönlichen Beantwortung der oben beschriebenen Fragen jedes einzelnen abhängen.

Der Vollständigkeit halber möchte ich festhalten, dass Burnout sich als epidemische Zivilisationserkrankung eher in stabileren und reicheren Regionen dieser Welt ausbreitet. In anderen Regionen, wo Armut herrscht und es oft nur ums nackte Überleben geht, finden wir heute mehr die Ventile über Aggression, Mord und Krieg.

Nachdem Burnout eine wirklich moderne Epidemie geworden ist, ist es ein gutes Beispiel für eine Analyse von Zivilisationserkrankungen im Allgemeinen. Vielleicht noch spannender ist jedoch die Sichtweise anderer Zivilisationen und Kulturen auf dieses Phänomen und die Therapieansätze aus deren Bewusstsein.

Vorweg möchte ich aber bereits an dieser Stelle auf einen großen Unterschied zwischen den traditionellen Sichtweisen und unserer modernen westlichen Auffassung von Medizin eingehen. Im Westen hat sich immer mehr das horizontale monokausale Denken durchgesetzt. Dies könnte an unseren durch Aristoteles geprägten Denkmustern liegen. Dieses Denken postuliert erstens die Nachweisbarkeit von Behauptungen und schließt zweitens bei Widersprüchlichkeiten mindestens eine Behauptung aus.

Das schränkte auf lange Sicht unser Denken ein. So wurden auf Grund von nicht möglicher Beweisbarkeit viele Therapieformen nicht weiter verfolgt oder, noch schlimmer, verboten. Eine wirklich tief gehende Heilung ist immer eine sehr persönliche Angelegenheit und daher nicht in Doppel-Blind Studien beweisbar, bzw. reproduzierbar. Und schon gar nicht ist es eine einzelne Medizin (bzw. eine Therapie) die bei jedem gleichermaßen zu so einer Heilung führt.

Und dieser Aspekt bringt uns zum nächsten Punkt. Es gibt einen großen Unterschied in den angestrebten Zielen der modernen und der traditionellen Medizinsysteme. Während erstere durch Gabe von Medikamenten (bzw. auf Grund von Eingriffen) in erster Linie auf die Beseitigung von vordergründigen Symptomen bedacht sind, versuchen zweite eher den Dingen auf den Grund zu gehen und eine zwar länger dauernde, aber dafür langfristige Heilung anzustreben. Wie schon im Wort „auf den Grund gehen" zum Ausdruck kommt, steht hier eher ein vertikales und multifaktorielles Denken im Vordergrund.

Bei vielen traditionellen Heilern, wie z.B. den Schamanen Südamerikas, ist es völlig klar, dass die tiefe Wurzel einer Krankheit fast immer im psychischen Bereich liegt. Für sie ist unsere Sicht auf eine Krankheit völlig absurd, so wie für die westliche Medizin wiederum die traditionelle Sichtweise als naiv und dumm abgestempelt wird. Besonders die Vertreter des Westens zeigen dann ihr traditionell missionarisches Gesicht, verdammen traditionelle Heilmethoden und versuchen langsam, solche weltweit zu verbieten (siehe zunehmendes Verbot von Heilpflanzen, Verbot und Patente bei Heilmitteln). Das stellt sich langsam, aber sicher, als ein kurzsichtiges Denken heraus. Denn selbst hochrangige Vertreter der westlichen Medizin, wie Prof. Dr. Hartmut Schröder (Berater von Angela Merkel im Rahmen der G7 Weltgesundheit, Festvortrag bei der Jahrestagung der GSAAM München zum Thema Human Enhancement und Transhumanismus) bestätigen, dass die derzeitige Form der westlichen modernen Medizin kein künftiges System einer universalen, für die ganze Welt gültigen Medizin darstellen kann.

Nachdem ich selbst jeden Tag sowohl moderne als auch traditionelle Medizin anwende, möchte ich nicht das eine oder andere verurteilen, sondern versuchen, erstarrte Denkrahmen aufzubrechen und neue, kreative Ideen für eine veränderte Welt im Umbruch zu erarbeiten. Diese Integration verschiedener Medizinsysteme in die Behandlung von Patienten aus allen Teilen der Welt habe ich „Universale Kulturmedizin" genannt. Und wie es für einen Arzt erforderlich ist, die Dinge konkret anzupacken und nicht im Theoretisieren steckenzubleiben, habe ich als konkretes Beispiel die Analyse und Behandlung von Burnout ausgewählt. Viele dieser Behandlungsansätze liegen, wie ich unten beschreiben werde, im philosophischen Bereich.

Und bei meinen Quellenangaben beziehe ich mich dabei natürlich auch auf Philosophen und Wissenschaftler, die ihre Aussagen aus ihrem psychosozialen Empfinden tätigen. Daher sind die Quellen wie auch meine eigenen Ausführungen teilweise nicht streng wissenschaftlicher Natur, weil eben Philosophie (oder die Lehre der wichtigsten Fragen der Menschen) keine reproduzierbare Wissenschaft im engeren Sinne ist. Jedoch ist die einzige Chance, aus unserem Dilemma herauszukommen, die, in eben neuen, offeneren und kreativeren Rahmen denken zu lernen, als dies durch die Wissenschaft in den letzten Jahrhunderten erlaubt wurde.

2.

Burnout aus der Sicht der modernen Medizin

Laborwerte und medikamentöse Behandlung

In der modernen Medizin gibt es unterschiedliche Betrachtungen und Herangehensweisen in Bezug auf Burnout. Das hat sicher auch damit zu tun, dass Burnout eine junge, moderne Krankheit, bzw. Existenzkrise ist, mit der man noch keine längere Erfahrung hat. Das spiegelt sich auch darin, dass es nur ganz wenig wissenschaftliche Studien zu diesem Thema, dafür umso mehr populärwissenschaftliche Meinungen gibt.

Der Begriff Burnout wurde 1974 vom amerikanischen Psychologen Herbert Freudenberger geprägt und wird bis heute von der WHO nicht als Krankheit eingestuft. Früher hat es Burnout in dieser Form kaum gegeben. In unserer Zeit wurde es zu einer der häufigsten Ursachen für frühzeitige Pensionierung, und manche Experten meinen, wer einmal von Burnout betroffen wäre, wird nicht unbedingt wieder gesund. Es wird definiert als ein „Problem bei der Lebensbewältigung bis hin zur totalen Erschöpfung" und ist laut Psychiatern immer eine „Lebens-Sinn-Krise" (Dr. Busch, Psychiater, Universität Regensburg).

Allerdings gibt es entsprechend der mittlerweile vielen psychologischen und neurophysiologischen Untersuchungen einige Fakten. Es wurden dabei wesentliche Stresshormone und Transmittersubstanzen (Überträgerstoffe) gemessen. Im akuten Stress kommt es zu einer Ausschüttung von Adrenalin und Noradrenalin, die eine adäquate Reaktion auf den Stressauslöser (z.B. Beinahe-Verkehrsunfall) gewährleisten. Wenn dieser kurzfristige Stress auf Grund unserer Reaktion gut verarbeitet wurde, dann beruhigt sich die Situation wieder, und am nächsten Tag sind keine Metaboliten im Harn mehr nachweisbar. Dauert der Stress allerdings länger, findet man diese noch Tage danach.

Eine angemessene Reaktion auf Stress ist aus unserer Entwicklungsgeschichte als Jäger und Gejagte im Ausdruck „Fight or Flight" zusammengefasst. Die moderne Gesellschaft und ihre Berufe lassen jedoch diese Reaktionsmuster nicht mehr zu. In einem Großraumbüro mit Dauerstress kann man weder dagegen kämpfen, noch davor fliehen. Dadurch steigt der Cortisolspiegel. Cortisol ist das Hormon des länger anhaltenden Stresses. Es bewirkt, dass die Energieversorgung auf diese Situation eingestellt wird und führt zum Abbau von Muskel- und Nervenzellen und auch von Nervenbahnen.

Alles wird nun diesem Zustand der kontinuierlichen Belastung untergeordnet. Im Gegensatz dazu steigen die Menge an Fett im Körper und der Insulinspiegel. Serotonin (das „Glückshormon") und GABA (Gamma-Amino-Buttersäure) sinken, und der autonome Vagusnerv kann nicht mehr gegenregulieren. Dies führt zu einem gesteigerten Suchtverhalten, welches durch noch mehr Arbeit und vermehrtes Essen zu stillen versucht wird. Dadurch kommt es zunehmend zum Rückzug vom Partner, was im Weiteren zur Abnahme des Partnerschaftshormons Oxytocin führt. Das bewirkt in Form eines Teufelskreises wiederum die Enthemmung von Cortisol. Die permanente Überproduktion von Cortisol ist jedoch limitiert, der Spiegel beginnt zu sinken, bis er schließlich im Keller ist; ausgebrannt im wahrsten Sinn des Wortes. Es zeigt sich nun eine Depression als Folge der Leere.

Nachdem, wie übrigens auch bei einer primären Depression oft zu sehen ist, das Serotonin auch in den Keller sinkt, werden in der modernen Medizin sogenannte Serotonin Wiederaufnahme-Hemmer eingesetzt. Diese schleusen das alte Serotonin, statt es abzubauen, wieder in den Zyklus ein, so dass für die Nervenzellen wieder mehr Serotonin zur Verfügung steht. Und tatsächlich geht es einigen Patienten damit in Bezug auf die Symptome der tiefen Depression besser. Ich möchte an dieser Stelle nicht näher auf die Frage eingehen, ob es Sinn macht, eine bereits einmal gebrauchte Substanz nochmals in den Kreislauf einzuschleusen. Als Bild drängt sich auf, dass ein altes Muster, das ja bereits Teil der Krankheit war, den Nervenzellen erneut aufgezwängt wird.

Die medizinischen Fakten durfte ich von Prof. Dr. Alfred Wolf und Fr. Dr. Kubenz, beide führende Mitglieder der

Deutschen Gesellschaft für Antiaging und Präventivmedizin, erfahren. Diese sprechen sich auch dafür aus, den Serotoninspiegel eher mittels Nahrung oder Nahrungsergänzungen (Tryptophan, 5-Hydroxythyptophan) aufzufangen, wenn er abzusinken droht.

Psychologie und Psychiatrie

Das ist die Seite der Hard Facts des Burnouts. Aber nachdem die WHO (World Health Organisation) es bislang abgelehnt hat, Burnout als Krankheit zu definieren und es als Sinnkrise definiert, wird es vornehmlich von Psychiatern und Psychologen bzw. Ärzten der Psychosomatik behandelt. In meine Arbeit gehört daher auch eine Beschreibung durch einen Psychiater. Ich habe mich für Dr. Busch, Psychiater und Lehrender an der Universität Regensburg, entschieden. Dieser meint, dass wir heute eine deutliche Zunahme von Krankenständen durch psychische Erkrankungen sehen, während Krankenstände durch andere Zivilisationserkrankungen in etwa gleich bleiben. Er fasst das Problem des Burnouts unter dem Titel „Was uns heute kollektiv erschöpft" zusammen.

Die offizielle Definition des Burnouts ist durch drei Hauptpunkte gekennzeichnet:
– Progredienter Erschöpfungsprozess
– Leistungsabbau und Kontrollverlust
– Distanzierung und Depersonalisierung

Wichtig ist für ihn auch die Abgrenzung zur primären Depression. Burnout hat einen arbeitsbezogenen Beginn, bessert sich durch Ruhe, zeigt einen einmaligen Verlauf und geht zunächst mit erhöhter Leistung einher. Bei der Depression sieht man keinen Zusammenhang mit der Arbeit, sie ändert sich im Urlaub nicht, kann wiederkehrend sein und zeigt gleich zu Beginn einen raschen Leistungsverlust. Also führt beim Burnout eine Überlastung durch anhaltende Überforderung zum Burnout und weiter durch Chronifizierung zur Depression. Burnout ist aber aus der Erfahrung keine Berufserkrankung, weil es alle Berufsgruppen treffen kann. Es ist aber auch keine psychiatrische Krankheit, weil es eine eher normale Reaktion auf eine anhaltende Überlastung darstellt.

Dr. Busch stellt dar, dass Stress immer das Resultat aus äußeren Bedingungen und innerer Bewertung darstellt. Daher ist es auch unter anderem die Leitkultur „Wir sind besonders und können alles erreichen, was wir wollen", welche krank macht. Er führt auch aus, dass es beim Burnout eine riesige Diskrepanz von massenhaft Trivialliteratur und nur ganz wenigen Studien gibt.

Etwas abweichend analysiert Dr. Andreas Hillert, Leiter einer großen Klinik für psychosomatische Erkrankungen in Deutschland, die Symptome des Burnouts. Ihren Erfahrungen und Studien nach erfolgen durch Urlaube und Abstand von der Arbeit keine Verbesserungen. Erst durch aktive Veränderung des Lifestyles gab es Erholungen von der Krise. Das ist ein wichtiger Widerspruch, denn wenn die Überforderung im Beruf wirklich der Hauptgrund für die Entstehung von Burnout sein soll, dann müsste auch eine Erholung vom Stress eine Verbesserung des Burnouts nach sich ziehen. Meine persönliche Erfahrung geht in die gleiche Richtung. Der zeitlich begrenzte Abstand vom Beruf bringt in der Regel keine Verbesserung dieser Störung. Falls also das Burnout ein Problem der Überlastung darstellt, dann muss es eine Überlastung sein, die viel tiefer geht, wahrscheinlich in die Tiefe der persönlichen Philosophie.

Noch mehr in die Tiefe geht Prof. Dr. Luise Reddemann, Professorin für Psychiatrie an der Universität Klagenfurt bei ihrem Vortrag „Achtsamkeit und Mitgefühl in der Psychotherapie" im Rahmen der 62. Fortbildungswochen der Ärztekammer Niedersachsen für Psychologie und Psychiatrie. Sie bestätigt darin eine Untersuchung von Margaret Cullen, Lehrende für Forschungsprogramme an der University of California in San Francisco und Trainerin für „Cultivating Emotional Balance" (CEB, siehe Box II), sowie Entwicklerin und Ausbilderin des Programms „Mindfulness-Based Emotional Balance" (MBEB). Sie arbeitete mit Lehrern an privaten und öffentlichen Schulen. Lehrer sind eine der Berufsgruppen mit den höchsten Burnoutraten. Das Training der LehrerInnen bestand aus einer Steigerung von Achtsamkeit und Mitgefühl. Das Resultat ihrer Arbeit bzw. Studien war eine deutliche Abnahme von Stress und Burnout.

Und hier treffen wir das erste Mal auf den „Roten Faden" in meiner Arbeit. Ohne wahres Mitgefühl sehen wir andere Menschen besonders in unserem beruflichen Umfeld als Konfliktpotential und tragen dies als Last durch unser Leben. Erst durch wahres Vergeben und Mitgefühl werden wir frei und können uns mit den Menschen verbunden fühlen. Dem voraus geht immer das Vergeben sich selbst gegenüber und das Mitgefühl mit sich selbst. Aus all dem resultiert Einheit, Altruismus. Diese Arbeiten mit Stress und Burnout sind meines Wissens aber selten und keineswegs Mainstream in der modernen Medizin.

Ich habe absichtlich bisher in diesem Kapitel keine persönlichen Bewertungen abgegeben. Abschließend denke ich, dass sowohl der medikamentöse Ansatz, wie auch die Sichtweise der Überforderung, zu kurz gegriffen sind. Das wären dann wieder die typisch monokausalen und horizontalen Denkmuster der modernen Medizin. Das fehlende Serotonin können die Ärzte greifen, sie ersetzen es durch ein Medikament und glauben, das Problem gelöst zu haben. Vielleicht geht es einigen wenigen Patienten danach wirklich besser, aber eine Sinnkrise lässt sich damit nicht behandeln, ganz zu schweigen von dem Heer an neuen Erkrankungen, das wir durch fehlende Ursachenforschung nicht verhindern konnten. Und genauso wenig ist Überforderung alleine die Ursache. Gerade das Burnout bedarf daher einer multifaktoriellen und vertikalen Betrachtungsweise, die ich eben in dieser Arbeit genauer darstellen möchte.

Silent Inflammation

2012 stand der Jahreskongress der Deutschen Gesellschaft für Antiaging und Präventivmedizin (GSAAM) unter dem Titel *Silent Inflammation*. In diesem Kongress wurde erstmals ein klarer Zusammenhang zwischen epigenetischen Veränderungen, chronisch unbemerkten Entzündungen und Zivilisationserkrankungen aufgezeigt. Auf Grund neuester Studien und Untersuchungen dürfte es so sein, dass Einflüsse aus der Umgebung wie Essen, Bewegung, chemische Substanzen, Strahlung, Lärm, aber auch unsere Gedanken und Schlafmangel zu einem veränderten Verhalten unserer Zellen führen. Dieses andere Verhalten beruht allerdings nicht auf einer Veränderung der Gene, sondern der Proteine, die darüber bestimmen, welche Teile unserer Gene exprimiert und welche unterdrückt werden. Dies nennt man Epigenetik. Teilweise auf Grund dieses falschen Verhaltens und teilweise auch durch Ansammlung von Bruchstücken der Substanzen, die wir Toxine nennen, in den Zellen, kommt es dort zu einer unmerklichen chronischen Entzündung, genannt *Silent Inflammation*.

Diese Entzündung zusammen mit dem „Fehlverhalten" der Zellen kann dann zu einer Art Erschöpfung dieser und letztlich zu einer Krankheit führen. Und nachdem diese Erkrankungen vorwiegend in der westlichen Welt, die sich zivilisiert nennt, auftreten, werden sie Zivilisationserkrankungen genannt. Diese sogenannte zivilisierte Welt hat nun unendlich viele Medikamente und Therapieverfahren (vorwiegend chirurgischer Natur) entwickelt, um die Menschen trotz dieser vielen chronischen Erkrankungen möglichst lange am Leben zu erhalten. Den Grund dahinter vermuten viele im ökonomischen Streben großer Konzerne, und die Frage stellt sich, ob wir diese vielen Erkrankungen wollen und wie wir sie verhindern bzw. wirklich heilen können. Auf diesen gesamtmedizinischen Aspekt möchte ich aber in diesem Buch nicht näher eingehen.

Doch zurück zur *Silent Inflammation*, die man mittlerweile anhand verschiedener intrazellulärer Proteine (Cytokine) auch messen kann. Meistens konzentriert man sich dabei auf das IL-6 (Interleukin 6) und den TNF-alpha (Tumor Nekrosefaktor Alpha). Zweiter zeigt auch bereits den Zusammenhang zwischen chronischen Entzündungen und der Krebsentstehung auf. Diese beiden Substanzen findet man bei chronischen intrazellulären Entzündungen erhöht. Und hier gibt es wiederum die Korrelation zwischen erhöhten Spiegeln IL-6 und TNF-alpha und der Entstehung von z.B. kardiovaskulären Krankheiten, Diabetes, Morbus Alzheimer, Depression, aber auch Burnout.

Die erhöhten Cytokinespiegel dürften offensichtlich eine Folge von umweltbedingten Toxinen sein, zusammen mit der Belastung der Zellen durch Stress. Diese chronisch entzündeten Zellen schicken nun kontinuierlich Stressinformationen z.T. über den Vagusnerv und z.T. mittels der Cytokine IL-6 und TNF-alpha zum Gehirn und überladen es. Das

Gehirn reagiert mit Adrenalin und Noradrenalin, welches z.T. über den Sympathikus (Gegenspieler des Vagus im autonomen Nervensystem) und z.T. über die Ausschüttung aus der Nebennierenrinde erfolgt. Diese Steroide verursachen in den Zellen eine weitere Anhebung der Entzündung. So entsteht hier eine fatale Spirale, die dann im Burnout oder der Depression enden kann.

Die Experten reagieren auf diese Erkenntnis, indem sie neben Antidepressiva auch Transmitter und Cytokine als Nahrungsergänzung oder Medikamente zuführen, die die Entzündungs-Cytokine senken sollen. Nachdem der Vagus (Parasympathikus – Nerv des autonomen Nervensystems) selbst auch eine entzündungshemmende Wirkung hat, wird auch seine Aktivierung durch ausreichend Schlaf (mit besonderer Berücksichtigung der Tiefschlafphasen) und Atemübungen empfohlen.

Aber selbst die ergänzenden Behandlungsvorschläge durch die GSAAM sind kein Mainstream. Normalerweise landen die Patienten mit Burnout bei einem Psychotherapeuten, bzw. Arzt mit Spezialisierung auf psychosomatische Erkrankungen. Sie erhalten dort anfangs Psychotherapie, bald darauf auch Antidepressiva und Angstlöser. Das geht Hand in Hand mit Krankenstand und endet entweder in einer Burnout-Klinik, bzw. in langen Aufenthalten in den in Österreich beliebten Kuranstalten. Hier gibt es auch bereits Rehabilitationsanstalten, die sich auf Burnout spezialisiert haben. Meine Erfahrung dahingehend ist, dass sich alleine daraus keine wirklich befriedigenden Veränderungen im Leben einstellen, auch wenn die Talsohle doch meistens überwunden wird. Ich konnte oft feststellen, dass ein Bruch in der Persönlichkeit zurückblieb und keine effektive Heilung erzielt werden konnte.

Neueste Gehirnforschung

Ein interessanter Aspekt im Zusammenhang mit Aggression, Burnout und Depression ist die moderne Hirnforschung. Dabei berufe ich mich auf den letzten Kongress des „Turm der Sinne" im Oktober 2015 mit dem Titel „Gehirn zwischen Liebe und Krieg". Dabei diskutierten Wissenschaftler auf den Gebieten der Neurophysiologie, Psychiatrie, Psychologie, Philosophie, Soziologie und Biologie. Hier geht es im Wesentlichen um die Frage: Ist uns die Entwicklung zur Gewalt oder Depression angeboren oder erlernt, ist es etwas rein Menschliches, und gibt es Chancen, diese Neigung zum Positiven zu beeinflussen?

Die Ergebnisse aller diesbezüglichen Studien beruhen auf den psychologischen Tests, auf Magnetresonanz-Untersuchungen (MRT) und auf Messung von Neurotransmittern. Die Wissenschaftler sprechen von einer geschwächten Stressachse. Diese ist zum Teil in bestimmten Regionen des Gehirns und bestimmten neuronalen Netzwerken mit MR festzumachen (besonders im Amygdalon und Hippo-

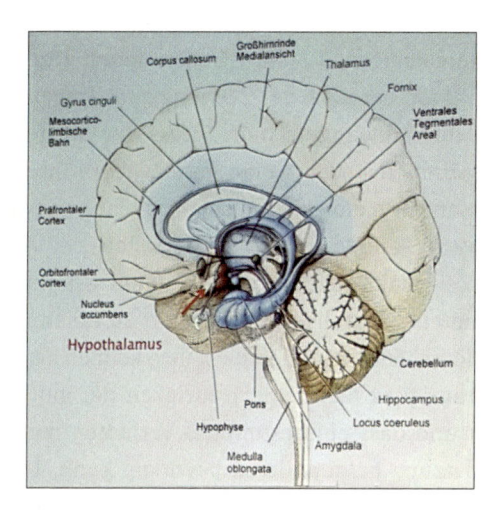

campus). Zum anderen wissen wir, dass die Hormone und Transmitter wie Adrenalin, Noradrenalin, Cortisol, Dopamin, GABA, Serotonin, Vagusaktivität und Oxytocin die Stressachse in Balance halten, manche aktivierend und andere down-regulierend. Wichtig scheint hier der Faktor, dass nach einer Aktivierung von Adrenalin und Cortisol diese in einem bestimmten Zeitraum wieder heruntergefahren werden sollten. Und genau dies funktioniert bei einer gestörten Stressachse nicht. Die Wissenschaftler haben sich daraufhin die Entstehung solch einer Störung angesehen. Und wieder wird bestätigt, was ich schon einmal erwähnen durfte: es ist dies ein Produkt aus erhaltenen und erworbenen Schwächen. Und alles basiert auf epigenetischen Veränderungen. Zum ersten werden wir mit einer gewissen Epigenetik aus den vorhergegangenen 3 bis 4 Generationen gezeugt. Der stärkste Faktor, der nach der Zeugung zum Tragen kommt, ist dann die Schwangerschaft. Stress der Mutter in der Schwangerschaft bewirkt eine geschwächte Stressachse, mit der man dann ein ganzes Leben zurechtkommen muss.

Die zweite Periode sind dann die ersten vier Jahre, bis zu dem Zeitpunkt, an dem das Kleinkind gelernt hat, zu Mentalisieren. Mentalisieren bedeutet, zu erkennen, dass andere Menschen andere Gefühle haben können als ich, dass meine Traurigkeit nicht eine Traurigkeit der ganzen Welt bedeutet und dass ein bestimmtes Verhalten meinerseits eine Verletzung beim anderen bewirken kann. Die letzte Periode, in der die Epigenetik beeinflusst werden kann, ist eine kurze Zeitspanne in der Pubertät, wenn die Hormone ansteigen. Danach ist der Mensch mehr oder weniger „epigenetisch erstarrt". Aber der stärkste Faktor zur Schwächung der Stressachse ist die Schwangerschaft. Prof. Dr. Gerhard Roth, Hirnforscher, Verhaltensphysiologe und Philosoph, spricht von epigenetischer Prädisposition, Schwächung der Stressachse und frühkindlicher Traumatisierung

Nach dieser Ursachenforschung wurde nun von mehreren Seiten an einer möglichen positiven Beeinflussung der Stressachse gearbeitet. Es wurden auch Metaanalysen gesehen, aus denen hervorgeht, dass alle verschiedenen Arten der Psychotherapie inklusive verschiedener esoterischer Ansätze die gleiche Wirkung, bzw. gleiches Versagen haben. Ein Drittel wirkt gut, ein Drittel nur sehr langsam mit hoher Rückfallquote und ein Drittel gar nicht. Größere Unterschiede hat man nur innerhalb einer Art von Psychotherapie festgestellt. Und hier dürfte es so sein, dass mit je größerem Mitgefühl ein Therapeut in der Lage ist, zu arbeiten, er umso größere Erfolge in der Therapie hat. Durch tiefes und ehrliches Mitgefühl wird das Oxytocin gesteigert, welches die Stressachse zumindest vorübergehend stabilisieren hilft. Prof. Dr. Roth meint deshalb, dass es daher offensichtlich nicht so viel bringen würde, in der Vergangenheit zu arbeiten, sondern es besser wäre, Ressourcen für die Zukunft zu aktivieren. Das erinnert mich wieder an einen Spruch des genialen Paracelsus, der da meint: „Es bringt nicht viel, im Morast der Gefühle umzurühren; es wäre besser, Weisheit zu erlangen."

Aus der Schimpansenforschung von Dr. Roman Wittig, Biologe, konnte man sehr gut erkennen, welche Verhaltensweisen zu einem Anstieg des Oxytocins führen. Da ist es die Berührung bei der Fellpflege, aber besonders das Teilen einer erjagten Beute. Diese führte zu einer Erhöhung um das Fünffache. Beim Menschen hat man die gleichen Ergebnisse festgestellt. Natürlich finden wir den Oxytocinanstieg bei Verliebten, bei stillenden Müttern, aber alleine durch das „In-die-Augen Schauen" erhöht sich das Oxytocin, sogar wenn man einem Hund in die Augen sieht. Prof. Dr. Roth konnte zeigen, dass es durch dieses „sich in die Augen schauen" infolge des Oxytocinanstiegs auch zu einer Neubildung von Neuronen im Hippocampus kommt.

Prof. Dr. Taubner, Psychoanalytikerin an der Universität Klagenfurt, hat sich mit dieser letzten Möglichkeit der Beeinflussung der gestörten Stressachse beschäftigt. Sie betreut Jugendliche in der Pubertät mit Mentalisierung, mit Arbeiten an der Empathie. Durch die Umstrukturierung des Gehirns in dieser Phase gibt es daher noch Chancen auf eine Änderung, nämlich den natürlichen Abbau des erhöhten Cortisols mit Hilfe von Oxytocin.

Dr. Evelin Lindner, Medizinerin und Psychologin, Gründungspräsidentin „Human Dignity and Humiliation Studies", nominiert für Friedens-Nobelpreis 2015, konnte zeigen, dass der Verlust einer Bezugsperson in der Kindheit zusammen mit Demütigung die stärksten Faktoren für Aggression und Depression sind. Auch hier haben wir wieder die frühkindliche Prägung mit der geschwächten Stressachse.

Die Wichtigkeit des Ausbalancierens der Stressachse mittels Empathie und Oxytocin weist auch auf die Wichtigkeit von sozialen Netzwerken hin. Wenn wir in eine Großfamilie und Freundesgruppe eingebettet sind, kann dies viel zum Ausgleich unseres Stresses beitragen. Ein Aufbau solch eines Netzwerkes scheint daher eine wichtige Lebensaufgabe an sich zu sein, spätestens wird dies als Sekundärprävention nach Burnout erforderlich. Hier findet man ähnliche Ansätze, wie z.B. bei Frauen nach Brustkrebs. Frauen, die sich intensiv karitativen Tätigkeiten widmeten, hatten nach Brustkrebsbehandlungen weniger Rezidive bzw. Metastasen. Dabei zeigt sich auch wieder die Verwandtschaft von verschiedenen

Zivilisationserkrankungen, die scheinbar sehr unterschiedlich sind, aber trotzdem viele Gemeinsamkeiten aufweisen.

Zusammenfassend wird hier wieder klar, dass Stress, Burnout und Depression (beziehungsweise Aggression) ein gesamtgesellschaftliches Problem sind. Denn woher kommen der Stress der Mutter in der Schwangerschaft, die fehlenden Bezugspersonen in der frühen Kindheit, viele Traumatisierungen und fehlende Sozialisierungen, wenn nicht aus der Gesellschaft? Was können wir aber hin zur Therapie daraus lernen? Jedenfalls ist es wichtig, einen guten Oxytocinspiegel zu erreichen. Das Verhalten der Schimpansen mit dem Teilen der Beute hat leider im Menschen mit dem Streben nach und Anhäufen von Besitz keine Fortsetzung gefunden. Das ist also ein möglicher Ansatzpunkt, und wenn es nur das Teilen des Essens ist, wie wir dies besonders in asiatischen und arabischen Gemeinschaften so schön sehen. Empathietraining bei Kindern wäre eine weitere Möglichkeit, beziehungsweise Mentalisierung bei Jugendlichen. Aber besonders wichtig, um aus der mit Depression verbundenen Gewaltspirale herauszukommen, wäre es, die gemeinsame Wurzel des Körpers Menschheit zu erkennen und zu erfahren. Dann würden wir auch Fremde wie Schwestern und Brüder empfinden, die Aggression würde sinken und das Oxytocin steigen.

3.

Burnout aus der Sicht der TCM
(Traditionelle Chinesische Medizin)

In der Traditionellen Chinesischen Medizin gibt es viele Diagnosen, die im Westen geläufig sind, nicht. Es gibt nur Krankheitsbilder, die gewissen Diagnosen nahekommen bzw. entsprechen. Das mag daher rühren, dass sich im Westen mehr das monokausale Denken durchgesetzt hat, bei dem die Voraussetzungen oder der fruchtbare Boden, auf den der Erreger oder Auslöser trifft, unberücksichtigt bleiben. Dementsprechend konzentriert man sich im Westen mehr auf den Erreger oder Auslöser, ohne den Menschen als Ganzes zu betrachten.

Im Osten ist es in der Regel umgekehrt. Man konzentriert sich eher auf zwei Bereiche. Zuerst die Konstitution des Patienten, zusammen mit der aus der physischen und metaphysischen Umgebung entstandenen Disharmonie, und zweitens die Auswirkungen des Erregers oder Auslösers auf den Energiefluss und die Organe. Daher gibt es in der TCM den Begriff Burnout nicht.

Wichtig ist in der TCM die Beurteilung aus dem Yin und Yang, der Dualität, die aus der Energie entsteht. Während

Yin mehr das Materielle und die Feuchtigkeit symbolisiert, steht Yang für Wärme und Energie. So kann beim Burnout einerseits der ganze Mensch unter diesem Aspekt beurteilt werden, andererseits aber auch seine Organe wie Leber, Niere, Herz, Milz. Zu Beginn des Burnouts haben wir sicher eine Hitzequalität im Dauerfeuer des Arbeitsstresses. Das Ende wäre dann ein kalter und energieloser Zustand in der Depression. Während dieser Phasen kann das Yin entweder erhöht, normal oder erniedrigt sein, was jeweils andere Behandlungsstrategien erfordert. So wie sich der Zustand des Patienten während der Phasen des Burnouts verändert, können sich auch die Energie und die Feuchtigkeit der Organe verändern und gehören regelmäßig von den ÄrztInnen der TCM überprüft.

Auch die negativen Emotionen können einen Hinweis auf den Krankheitsverlauf geben. So sind zu Beginn des Burnouts Ärger und Aggression ein Zeichen von Leberstau. Dies passiert oft infolge fehlender Lebensfreude durch Nachlassen des Feuers. Danach überwiegen die Sorgen auf Grund von Milz-schwäche und letztlich kann es in lähmende Existenzangst bei Nieren-Qi-Schwäche münden. Wichtig wäre jedenfalls im Rahmen der TCM mit allen Methoden wie Akupunktur, Tuina Anmo, Guasha, Moxibustion, Schröpfen (auch blutig) und chinesischen und europäischen Kräutern zu behandeln. Weiters sollten Beratungen zu den Themen Ernährung, Bewegung und allgemeiner Lifestyle entsprechend den Grundsätzen der TCM durchgeführt werden.

Ich habe, nachdem ich selbst kein TCM-Arzt bin, in drei Bereichen recherchiert: Zuerst, wie österreichische TCM-ÄrztInnen Burnout sehen, zweitens welche beschriebenen Krankheitszustände in alten Lehrbüchern der TCM dem Burnout am nächsten kommen, und zuletzt konnte ich in vielen Stunden das Problem Burnout mit den zwei chinesischen Ärztinnen Hong Ying und Hong Li von der TCM Universität in Shenyang, Nordchina, diskutieren.

TCM in Österreich

Chinesisches Schriftzeichen für Krise: Gefahr und Chance

Von österreichischen TCM ÄrztInnen wird Burnout als das Erlöschen des Lebensfeuers definiert, das im Zustand totaler Erschöpfung endet. So werden in Europa als häufigste TCM-Diagnosen Milzschwäche, Milzschwäche mit Leber-Qi-Stagnation und Milzschwäche mit Herz-Qi-Schwäche beim Burnout diagnostiziert. Die Milz als verteilende Mutter im Körper steht also im Mittelpunkt der Behandlung. Neben den typischen TCM-Methoden wird allerdings auch auf multimodale Behandlungsnotwendigkeiten wie Arbeitsplatz, Somatotherapie, Psychoedukation durch Gruppen, Psychotherapie, Entspannung, Körper-Physiotherapie, soziales Umfeld und Sport hingewiesen.

Alte chinesische Behandlungsvorschläge

Aus meinen Studien alter Diagnosen und Rezepte (Buch: Science of Prescriptions) konnte ich unterschiedliche TCM-Diagnosen, die dem Burnout am nächsten kommen, finden:
- Stagnation Leber-Qi
- Feuer-Transformation zu Leber-Feuer
- Stagnation der Blut-Zirkulation
- Stagnation Phlegma-Qi durch Milzschwäche
- Defizit von Herz-Yin und Verminderung der Herzernährung
- Defizit von Herz und Milz
- Defizit von Leber-Yin und Hyperaktivität von Leber-Yang

Von diesen Formen darf ich zwei auswählen und mögliche vorgeschlagene Behandlungen beschreiben:
- Stagnation von Leber-Qi (entspricht eher einem früheren Stadium des Burnout)

Zu behandeln sind:
- Punkte des Nieren- und Lebermeridians,
- am Magenmeridian das Fuß-Yangming und am Herzmeridian das Hand-Shaoyin,
- weiter wird Ohrakupunktur und folgendes Rezept empfohlen: Hasenohrenpflanzenwurzel (Bupleurum), Mandarinenschale, Mutterwurz, Erdmandel, Bitterorange, Pfingstrosenwurzel, Lakritze
- Zusätzlich Lebensstil- und Ernährungsberatung

Eine weitere TCM-Diagnose, die eher einem späteren Stadium des Burnout entspricht:
- Defizit von Herz und Milz (entspricht eher einem späteren Stadium des Burnouts)

Hier wird Kräftigung von Milz- und Qi-Belebung empfohlen. Vorschläge zur Akupunktur sind folgende:
- Magenmeridian – Fuß-Yangming
- Nierenmeridian – Fuß-Shaoyin
- Milzmeridian – Fuß-Taiyin
- Perikard – Hand-Jueyin
- Herz – Hand-Shaoyin

Als pflanzliche Therapie wird empfohlen: Großköpfiges Speichelkraut, Poria (Pilzpulver), Tragant Wurzel, Longan Frucht, Jujube Dattel Kern, Ginseng, Königswurz-Wurzel, Lakritze, Engelwurz-Wurzel, Klapperschlangen-Wurzel.

TCM durch Hong Ying und Hong Li

In der Diskussion mit den zwei chinesischen Ärztinnen in unserer Ordination konnte ich ihre Einstellung zum Burnout erfahren. Sie sehen ebenfalls die zwei Hauptphasen: Stressphase und Depression. Die erste ist charakterisiert durch Agitiertheit, Schlaflosigkeit, Unruhe, Verdauungsstörungen, Panik, Husten und trockene Haut, und entspricht einem Leber-Qi-Stau (z.B. mit Hitze) und beginnender Nieren-Qi-

Schwäche. Hier gilt es, die Hitze und Unruhe herauszunehmen, wobei empfohlen wird:

Rezept zur Phase 1 (Stressphase): Zhusha Anshen Wan (Science of Prescipitons)
Inhalt: Cinnabaris 15g, Rhizoma Coptidis 18g, Radix Glycyrrhizae Praeparata 16g, Radix Rehmanniae 8g, Radix Angelicae Sinensis 8g. Als Pulver mit Honig zu Tabletten formen und mit warmem Wasser vor dem Schlafen nehmen.

Rezept zur Phase 2 (Depression): Tianwang Buxin Dan (Science of Prescriptions)
Inhalt: Semen Ziziphi Spinosae 60g, Semen Platycladi 60g, Radix Angelicae Sinensis 60g, Radix Asparagi 60g, Radix Ophiopogonis 60g, Radix Rehmanniae 120g, Radix Ginseng 15g, Radix Silviae Miltiorrhizae 15g, Radix Scrophulariae 15g, Poria 15g, Fructus Schisandrae 15g, Radix Polygalae 15g. 2x tgl. 1 Tbl. A 6–9g.

Oder als **Tee in Phase 2**: Ganmai Dazao Tang
Inhalt: Radix Glycyrrhiziae 9g, Fructus Tritici Aestivi 15–30g, Fructus Jujubae 15g

Weiters gaben die chinesischen Ärztinnen an, dass sie zusätzlich zu den Phasen des Burnouts auch die Konstitutionstypen beurteilen. Und es erfolgt natürlich eine Lebensstil-Analyse, die besonderes Augenmerk auf den Biorhythmus entsprechend der Organuhr legt. Dabei haben die Organe eine Maximum-Zeit ihrer Funktion, und die entsprechenden Aktivitäten des Menschen (Essen, Ruhen, Anspannung) sollten diesem natürlichen Rhythmus folgen. Ich habe weiters die chinesischen Ärztinnen gefragt, warum es gerade in unserer Zeit so viel Burnout gäbe und nicht schon vor 50 Jahren, wo auch bereits so viel gearbeitet wurde. Die Ärztinnen meinen, dass heute die Organe nicht mehr so stark sind wie früher und dadurch weniger Reserven hätten. Dadurch sind die Belastungen wie Stress nicht mehr so gut tolerierbar. Hier schließt sich wieder der Kreis mit meinen Erfahrungen (siehe Kapitel *Moderne Medizin*), dass durch zunehmende Intoxikation in Kombination mit epigenetischen Veränderungen die Resilienz der übergeordneten Systeme des Menschen gesunken ist. Wichtig ist jedenfalls im Rahmen der TCM, dass eine Begleitung der Patienten über einen längeren Zeitraum erfolgt.

Ich möchte im Rahmen der chinesischen Medizin noch zwei metaphysische Aspekte aus der östlichen Philosophie anhängen, weil dort der Körper untrennbar mit dem Geist und der Seele verbunden ist. Im Osten wird sehr oft über das Qi, die Lebensenergie, gesprochen. Dagegen ist es im Westen für einen Arzt oder Wissenschaftler verpönt, dieses Wort in den Mund zu nehmen, weil es eben nicht messbar, nicht erfassbar ist. Im Asiatischen ist aber die Messbarkeit nicht das wichtigste Prinzip, weil eben das alte „Know How" dominiert. Im Osten weiß jeder automatisch, was Qi bedeutet, und wie

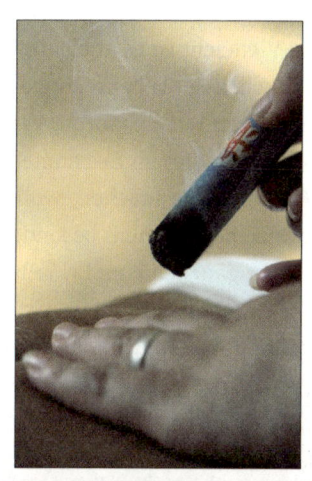

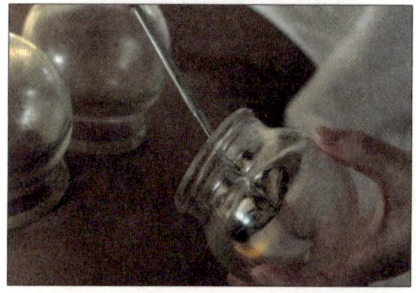

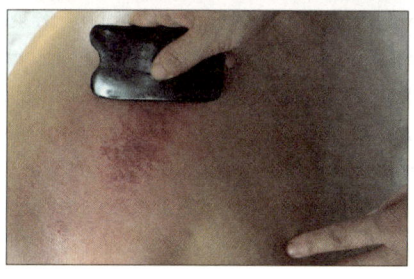

3. Burnout aus der Sicht der TCM (Traditionelle Chinesische Medizin)

wichtig dies ist. Vielleicht ist es auch ein Kriterium im Westen, dass das Erlöschen der Lebensenergie auch damit zu tun hat, dass diese nicht im Wortschatz des Westens existiert. Jedenfalls erscheint es in diesem Zusammenhang interessant, sich darüber Gedanken zu machen, woher wir denn diese Lebensenergie beziehen können; besonders so lange sie im Burnout noch nicht gänzlich zum Erlöschen gekommen ist.

Und hier gibt es mehrere Ebenen, wo wir uns Lebensenergie holen können. Bei der Ernährung wissen wir aus der Bio-Photonen Forschung von Fritz Albert Popp, dass wir den höchsten Grad an Bio-Photonen (Lebensenergie) in vollwertigen und frischen Pflanzen finden. Sie lassen sich nicht im toten Fleisch, nicht einmal im tiefgekühlten Gemüse feststellen. Aus dieser Sicht wären Wildkräuter, frisch geerntet und sogleich gegessen, das wertvollste.

Auch die Energie aus der Luft (im Indischen *Prana*) ist relevant. Hier kann man mit speziellen Atemübungen die Energie auffüllen. Dann gibt es natürlich die sexuelle Energie und die Energie, die aus der Bewegung kommt. Beides in richtiger Form kann wie eine Ladestation für unsere Batterie wirken. Auch das Wasser, wenn es sauber ist, stellt eine der Hauptquellen der Energie dar. Letztlich sind auch emotionale Situationen ein Energielieferant, wie z.B. ein Sonnenaufgang auf einem Gipfel. Die chinesische Medizin bietet zum Thema Lebensenergie auch Übungen wie Qi Gong und Tai Chi, bei denen das Qi gesteigert und ins Fließen gebracht werden kann, an.

Hier lässt sich bereits erkennen, dass wir ein großes Reservoir an Energie zur Verfügung haben, aus dem wir schöpfen können. Im Zusammenhang mit Burnout bzw. dessen Sekundärprophylaxe, ist dies ein Aspekt in einer holistischen Betrachtungsweise.

Zuletzt darf ich noch ein bisschen in den hierzupassenden Buddhismus abschweifen. Wie schon erwähnt, gibt es beim Burnout ein passendes Bild: Wir tragen zu viel in unserem Rucksack mit uns herum. Ein großer Teil des Gepäcks liegt im psychologisch-philosophischen Bereich. Im Buddhismus spricht man vom Leiden, das aus negativen Emotionen entspringt. Diese negativen Emotionen wiederum haben eine Wurzel in der Beurteilung, oft auch Verurteilung der uns umgebenden Menschen. Die Idee ist nun, dass durch ein vollständiges Verstehen des „anderen" dieser Konflikt sich auflöst. Gerade beim Burnout und in der Depression bemerken wir eine übersteigerte „Ich-Bezogenheit". Im Ablenken vom „Ich hin zu anderen" lernen wir auch die Welt anders sehen. Oft hört man: Warum soll gerade ich mich um das Leid anderer kümmern, wo es doch jetzt mir schlecht geht? Das zeigt bereits die eingeschränkten Perspektiven. Es wird die Wirklichkeit missverstanden und an eine von der Umwelt unabhängige Einheit geglaubt.

Aber genau diese Ich-Bezogenheit kann der Grund für mein Leiden sein (Diego Hangartner, Mind & Life Europe Director, Pharmazeut, Studium Tibetisch Institute of Buddhist

Dialectics in Dharamsala, Indien). Das Verstehen des anderen beruht im Buddhismus auf den „Vier Brahmavihares", die vier Unermesslichen.

Die vier Brahmaviharas (mit ihren jeweiligen Sanskrit-Begriffen) werden wie folgt definiert:
- Liebende Güte (Skt. maitri) ist der tief gefühlte Gedanke: „Mögen alle Wesen Glück und die Ursachen für Glück haben."
- Mitgefühl (Skt. karuna) ist der gefühlte Gedanke: „Mögen alle Wesen frei von Leid und den Ursachen von Leid sein."
- Freude (Skt. mudita) ist der Wunsch: „Mögen alle Wesen Freude haben und gedeihen und möge sich ihr Wohlbefinden kontinuierlich verbessern."
- Gleichmut (Skt. upeksa) ist das Verständnis, dass sich jedes Wesen wünscht, glücklich zu sein, und lautet deshalb: „Mögen alle Wesen überall Wohlergehen und Gedeihen erleben."

In diesen vier Unermesslichen können wir eine wichtige Prophylaxe des Burnouts erkennen. Aus den Studien in der westlichen Welt wissen wir, dass eine besonders hohe Rate an Burnout in sozialen Berufen zu finden ist, wie Lehrer, Ärzte etc.... Hier sehen wir sehr oft das Phänomen der Empathie. Empathie würde bedeuten, dass wir das Leid des anderen spüren können. Wenn dies mein Gefühl jedoch nicht von Freude und Liebe (im Englischen Compassion) begleitet ist, kann es zu Burnout führen. Also finde ich in den vier Unermesslichen viel Weisheit. Die Frage ist nur, wie diese Compassion erlernbar ist. Im Kongress „Mitgefühl in Alltag und Forschung" im gleichnamigen E-Book von Tania Singer und Matthias Bolz[2] werden besonders zwei Methoden vorgestellt: Cultivating Emotional Balance (CEB) und Cognitively-based Compassion-training (CBCT). Die Studienlage entsprechend der Beiträge auf diesem Kongress zeigt die Veränderung bei den Teilnehmern dieser Trainings.

Auch hier darf ich wieder auf den „Roten Faden" verweisen, der als Endpunkt die Menschen (oder im weiteren Mensch und Natur) als Einheit erkennen lässt. Um in der asiatischen Ausdrucksweise zu bleiben, würde man dies als Erleuchtung bzw. als Weisheit bezeichnen.

---

2 Mitgefühl in Alltag und Forschung, Tania Singer und Matthias Bolz

4.

Burnout aus der Sicht der Schamanistischen Philosophie

In diesem Kapitel werde ich mich auf das Medizinrad und die Sichtweise aus diesem Blickwinkel auf die Erkrankung bzw. Sinnkrise des Burnouts beziehen. Das Medizinrad wurde sowohl in Nord- wie auch in Südamerika praktiziert, dementsprechend gibt es die verschiedensten Varianten. Ich beziehe mich einerseits auf die Tradition der Blackfoot Indianer Kanadas, welche ich von Pablo Russel persönlich erfahren durfte. Er hat dies auch in seinem Buch „The Path of the Buffalo" festgehalten.[3] Eine weitere Quelle, aus der ich schöpfen durfte, ist Bill Plotkin. Dieser hat es auf großartige Art und Weise geschafft, das Medizinrad mit heutigen Worten und Bildern zu beschreiben und die heutigen Abweichungen davon mit klaren Worten zu schildern.

Pablo Russel

Das Medizinrad von Pablo Russel beschreibt einen idealen und an die Natur angepassten Lebenszyklus der Blackfoot-

---

[3] The Path of the Buffalo, Pablo Russel

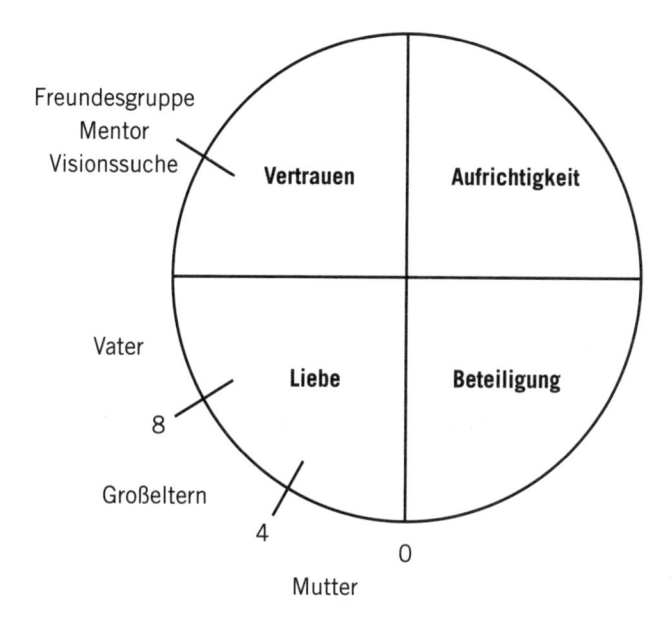

4. Burnout aus der Sicht der Schamanistischen Philosophie

```
Freundesgruppe
   Mentor
 Visionssuche     Vertrauen      Aufrichtigkeit


   Vater
                    Liebe        Beteiligung
     8
  Großeltern
           4          0
            Mutter
```

Indianer. Da die Natur auf der ganzen Welt dieselbe ist, manchmal ein bisschen wärmer, manchmal ein bisschen kälter, findet man ähnliche Beschreibungen in allen alten Kulturen dieser Welt. Die Ähnlichkeiten sind verblüffend, und die wenigen Unterschiede sind durch verschiedene kulturelle Entwicklungen geprägt. Durch die Ähnlichkeiten zu den traditionellen Systemen in China, Indien, Europa, Ägypten und Griechenland, der Kabbala und den verschiedenen Naturvölkern Südamerikas erhält man im Medizinrad der Blackfoot-Indianer den Eindruck des einen, natürlichen Lebenszyklus. Ihn möchte ich nun kurz beschreiben, dann den verbindenden Faden zum Jetzt darstellen und danach eine Idee entwickeln, ob die Entfernung von natürlichen Lebenszyklen etwas mit der epidemischen Ausbreitung von Zivilisationserkrankungen wie Burnout, Depression und Alzheimer zu tun haben kann.

Nach dem Glauben der Blackfoot-Indianer wird der Mensch als eines von wenigen Lebewesen mit einem unreifen Gehirn geboren. Wenn das Gehirn groß genug zum sofortigen Überleben wäre, würde der große Kopf nicht durch den Geburtskanal passen. Das Kleinkind mit dem unreifen Gehirn ist nun für die ersten vier Jahre auf den Schutz durch die Mutter angewiesen. Da ein Neugeborenes oder Kleinkind nicht unterscheiden kann, ob die Mutter nur für einen Tag zur Arbeit muss oder sie das Kind für immer verlässt (weil ein Kind in diesem Alter laut Gehirnforschung kein Gedächtnis hat), sollte das Kleinkind für die ersten vier Jahre jede Stunde des Tages bei der Mutter sein. Dies legt beim neuen Menschen den Grundstein für das Urvertrauen ins Leben. In manchen Teilen der Welt sieht man noch die Mutter, die das Kind den ganzen Tag im Tragtuch am eigenen Körper herumträgt. Das Kind entwickelt dabei dieses Vertrauen. Mütter sind darüber nie ärgerlich, da das Kind Unschuld ist. Ein Kleinkind kennt keine Vergangenheit oder Zukunft, hat keine Erinnerung und lebt ganz im Staunen über das Jetzt.

Das Vertrauen ins Leben im Jetzt wird nun aufgebaut und begleitet uns unser ganzes Leben. Umgekehrt kann hier ein Defizit an Urvertrauen entstehen, das sich im späteren Leben in vermehrter Angst äußern kann. Vielleicht kann diese Grundstruktur auch ein Grund für eine Neigung zum Burnout sein.

Das Kindesalter von vier bis acht Jahren ist die Zeit der Großeltern. Das Kind hat nun genug Vertrauen von der Mutter erhalten, so dass es sich von dieser zu entfernen getraut. Die Mutter kann sich jetzt zumindest teilweise wieder anderen Dingen des täglichen Lebens widmen, während eben die Großeltern eine wichtige Rolle übernehmen. Deren Aufgabe ist es nun, dem Kind das wichtigste Basiswissen über die Welt und sein Leben zu vermitteln. Sie erklären dem Kind die Natur, welche Blumen zum Anschauen und welche zum Essen geeignet sind, wo man achtgeben muss, wie man Zugang zu den Geistern und Energien der Natur erhält, wie unsere eigene Familie mit ihren Ahnen aufgebaut ist, wie die Familie und der Stamm Spiritualität lebt. All dies geschieht mit unendlicher Geduld (für Großeltern ist die Zeit nicht mehr so wichtig), um das Kind sowohl in die Natur als auch in die Gesellschaft einzuführen. Man kann schon erahnen, wie wichtig diese Phase für das ganze weitere Leben ist, und wie das Kind schon sehr zeitig Geduld und Toleranz lernt.

Die Zeit vom achten bis zum zwölften Lebensjahr ist vom Vater bestimmt. Die Buben erwählen den Vater zu ihrem größten Idol, und die Mädchen wollen später einmal jemanden heiraten, der so ist wie ihr Vater. Die Hauptaufgabe des Vaters besteht darin, seine Kinder in all die Dinge einzuführen, die zum Überleben notwendig sind. Das wären das Jagen, der Umgang mit Tieren, das Erkennen von wertvollen Pflanzen, die Arbeit mit dem Feuer, das Errichten eines Zeltes oder Hauses und vieles mehr. Aber vor allem lernen sie die Achtung vor der Natur, ohne diese die Menschen nie länger an einem Platz leben könnten. Und unter der Aufsicht des Vaters erlernen die Kinder alle die Fähigkeiten, die sie dann im nächsten Lebensabschnitt brauchen, wenn sie ihre ersten wirklich selbstständigen Schritte tun.

Der nächste Abschnitt ist der der frühen und späten Jugendzeit. Hier stechen drei Umstände besonders hervor. Die Jugendlichen suchen sich Freundesgruppen, und diese bedeuten dann alles für sie. Die Bestätigung in so einer Gruppe wird wichtiger als die in der eigenen Familie. Und die Gruppe übernimmt auch die Erziehung ihrer Mitglieder. Denn wenn es sich um eine gesunde, naturverbundene Gruppe handelt, wird sie ein der Natur entgegengesetztes Verhalten einzelner nicht akzeptieren und die/der Jugendliche wird alles vermeiden, um nicht ausgestoßen zu werden. Auch hier sehen wir wieder die Gratwanderung zwischen der Authentizität und ihrer sozialen Akzeptanz, die aber in solchen Gruppen gelebt wird.

Die zweite wichtige Aufgabe kommt in dieser Phase einem Mentor zu. Dieser wird zur zentralen Vertrauensperson der/des Jugendlichen, die/der sich ja in dieser Zeit der Pubertät von ihren/seinen Eltern lösen soll.

Die dritte Aufgabe des älteren Jugendlichen ist die Visionssuche. Dieser Zeitpunkt ist deshalb so wichtig, weil der Mensch noch eine reine Seele ohne größere Narben hat. Durch eine dreitägige Einsamkeit ohne Essen oder Trinken in der freien Natur soll der Jugendliche den Zugang zur Natur seiner eigenen Seele finden. Mit den daraus resultierenden Träumen kehrt er zurück und bespricht diese mit den Weisesten seines Stammes. Gemeinsam werden die Träume und Visionen interpretiert und der Jugendliche einer entsprechenden Ausbildung zugeführt.

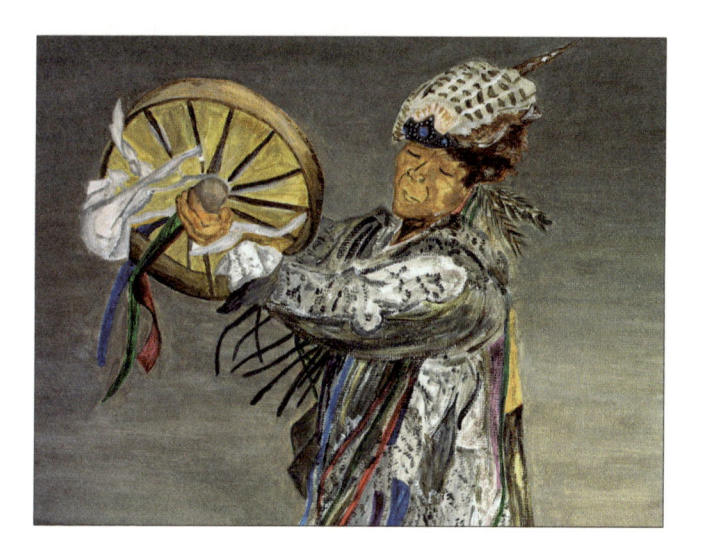

Im Rahmen einer entsprechenden Initiation wird der Jugendliche nun zum Erwachsenen, und es erwachsen daraus alle entsprechenden Erfordernisse. Mit einem neuen Partner, einer neuen Partnerin wird eine neue Familie gegründet. Zuerst ist die/der Erwachsene noch immer stark in der Freundesgruppe verankert, um jedes Mal wieder mit Freude aus dieser Gruppe zur Familie zurückzukehren. Diese Gruppen dienen oft als Funktionsnetzwerke einer funktionierenden Gesellschaft, wie z.B. Jagdgruppen.

Aber immer mehr wird die/der PartnerIn zum besten Freund und damit die Familie zum innersten Kern der Gesellschaft. Die Bedeutung der Freundesgruppen wird geringer und das Ehepaar geht nun zusammen zu anderen Vereinigungen. Diese dienten der Erhaltung von alten Traditionen, Zercmonien und Ritualen.

Langsam werden aus diesen Paaren dann Lehrmeister, Mentoren und Vorbilder, die selbst an dieser Aufgabe wachsen und die man als reife Erwachsene bezeichnet. Indem dieser Weg weiter beschritten wird, werden aus diesen Menschen letztlich die weisen Ältesten. Sie sind diejenigen, die bereits alle Lebensphasen hinter sich haben und die auch alle jene, die sich in diesen Phasen befinden, am besten verstehen. Sie sind diejenigen, die den Weisenrat bilden und dem Stamm eine bestimmte Richtung empfehlen. Sie sind diejenigen, die am Gipfel ihrer Sensitivität angekommen sind und somit der gesamten Gesellschaft so zu einem Entwicklungssprung verhelfen können.

Das war nun die Beschreibung des Medizinrades der Blackfoot-Indianer, die als Schilderung eines natürlichen oder von der Natur gegebenen Lebenszyklus gesehen wird.

Meine Aufgabe als Arzt wäre nun, zu beurteilen, wie weit sich unsere moderne Gesellschaft vom natürlichen Lebenszyklus entfernt hat und inwieweit sich dies als Zivilisationskrankheit wie Burnout äußern kann. Bei solch einer Analyse kommen wir schnell zu dem Ergebnis, dass die moderne Gesellschaft weit weg von natürlichen bzw. naturgegebenen Zyklen lebt. Doch bevor ich auf diese Analyse näher eingehe, möchte ich mich noch näher mit der Verbindung zwischen dem traditionellen Medizinrad und der heutigen Lebensweise auseinandersetzen.

Bill Plotkin

Bill Plotkin hat sich in seinem Buch „Natur und Menschenseele"[4] damit beschäftigt. Er hat die einzelnen Abschnitte des Lebensrads mit bildhaften Bezeichnungen versehen und beschreibt den Lebenszyklus einmal als derzeit vorherrschendes egozentriertes Leben zum Vergleich mit einem wünschenswerten seelenzentrierten Leben, beziehungsweise die Erziehung zu einem solchen. Um diese seelenzentrierte Gesellschaft zu schaffen, formuliert er drei Annahmen:
- Eine reife Gesellschaft braucht reife Individuen.
- Die Natur, einschließlich unserer Seele, ist das beste Vorbild.

---

4   Natur und Menschenseele, Bill Plotkin

– Eine mystische Beziehung zur Natur wäre wünschenswert.

Plotkin beschreibt, dass die industrielle Wachstumsgesellschaft unreife Menschen erschafft. Das passiert automatisch in Folge der Unterdrückung des natürlichen Bereichs der menschlichen Entwicklung durch derzeitige Bildung, Werbung, modernen Städtebau, soziale Werte, von der Natur abgetrennte Berufs- und Freizeitwelt und die moderne Medizin. Viele Menschen sind dadurch von ihrer persönlichen Natur, ihren Seelen und die Gesellschaft als Ganzes von der uns hervorgebrachten Natur abgeschnitten. Den meisten Mitgliedern der Gesellschaft fehlt die Beziehung zu und die Verbindung mit ihren eigenen Seelen. Durch diesen fehlenden Bezug zur Natur verlieren sie die Intention, sie zu beschützen, und es kommt zur zunehmenden Zerstörung.

Für eine Veränderung in der menschlichen Gemeinschaft brauchen wir reife Erwachsene. Wir leben derzeit in einer weitgehend jugendlichen Welt und erreichen nie echtes Erwachsensein. In den fünf Elementen der Traditionellen Europäischen Medizin würde man es damit beschreiben, dass die Menschen im Element Feuer stehen bleiben und sich nicht zum Element Erde weiterentwickeln. Die Erde wäre eben diese Anbindung an die Natur. Und diese unnatürlich jugendliche Welt wiederum fördert Materialismus, Konkurrenz, Gewalt, Rassismus, Ablehnung des Alters und Selbstzerstörung. Einige dieser Phänomene entsprechen durchaus normalem Verhalten im Feuer Element (Zeit der Jugend). Jedoch wird dies in einer gesunden Gesellschaft von den anderen Elementen ausgeglichen bzw. geleitet.

Wir brauchen aber reife Erwachsene, denn der kraftvollste Samen einer kulturellen Erneuerung kommt aus der kreativen Arbeit reifer Erwachsener, wie Künstler, Visionäre, Anführer und Lehrer. Thomas Berry, Theologe und Kulturhistoriker, spezialisiert auf interdisziplinäre religiöse Forschung und Tiefenökologie mit mehreren Ehrendoktoraten, Ehrenmitglied des Club of Budapest und einer der reifen und weisen Ältesten dieser Welt (†2009) meinte zum Thema reifer Erwachsener: „Wir sollten eine nachhaltige menschliche Kultur erfinden, indem wir zu unseren vor-rationalen, instinktiven Quellen hinabtauchen. Dieser Abstieg ist die Reise zur Entdeckung der eigenen Seele. Sie findet nur statt, wenn wir über die frühe Jugendzeit hinauskommen, in der unsere Gesellschaft stecken geblieben ist. Durch diese Initiationszeit in der Unterwelt der Seele kommt es zu hellsichtigen, traumartigen Momenten, wenn wir für die numinosen Kräfte erwachen. Der Traum stellt dann die Energie für erwachsenes Handeln zur Verfügung."

Als dritte Forderung für die große Wende formuliert Bill Plotkin, dass sie von wahren Ältesten begleitet werden soll. Diese weise Ältestenschaft wäre im schamanistischen Medizinrad die vorletzte Phase des Lebenszyklus, noch im Luftelement, bevor der Mensch vor dem Tod in den Bereich der

Unschuld, des Wassers, eintritt. Dies konnte ich bereits im Medizinrad von Pablo Russel beschreiben.

Diese unsere, wie Bill Plotkin es formuliert, patho-adoleszente Gesellschaft führt zu einer lebensunfähig machenden sozialen Unsicherheit mit Identitätsverwirrung und Abnahme von Empathie (siehe auch eine britische Langzeitstudie von Harvard Abgängern, bei der sich eine konstante Abnahme von Empathie seit 1980 mit einem besonderen Knick 2000 zeigte).

Unsere Gesellschaft verhält sich wie Karawanen, die die Orientierung verloren und vergessen haben, wo es eigentlich hingehen sollte. Und wir finden auch eine Dominanz der kulturellen Elemente. Bis vor ca. 5000 Jahren gab es noch ein Gleichgewicht in den Gemeinschaften zwischen den natürlichen und den kulturellen Elementen. Heute sind Milliarden von Menschen der natürlichen Welt entfremdet.

Was wir heute beobachten können, ist, wie ich schon in meiner Einleitung kurz beschrieb, dass sich derzeit eine neue Dimension der menschlichen Art durch eine Wandlung des menschlichen Bewusstseins entwickelt. Thomas Berry formulierte es so: „Heute bestimmen wir in hohem Ausmaß jenen Erdprozess, der einst uns bestimmt hat. Für diese neue Aufgabe brauchen wir besonders die Imagination (Homo imaginens). Ein nicht gereifter Erwachsener findet diese Imagination in sich selbst nicht und fühlt sich deshalb verloren (Eigenkommentar: Das wäre ein typisches Symptom des Burnout und der Depression). Durch Reifung und

Imagination tritt eine neue Sichtweise dessen hervor, was es heißt, menschlich zu sein."

Abschließend möchte ich noch auf meine persönliche Analyse des Medizinrads, der heutigen Entfremdung der natürlichen Welt und dem Bezug zum Burnout eingehen. Der intensive Umgang mit der Natur von Kindheit an, besonders die Anbindung an die mystische Natur, die tiefe Seele der Natur, gibt dem Menschen ein Gefühl der Sicherheit: Was kann mir schon passieren, wenn ich in und von der Natur leben gelernt habe? Ich habe dieses Gefühl schon oft gehabt, besonders als wir lernten, uns aus dem Wald, dem Wildgemüse und den Kräutern zu ernähren. Dieses Gefühl der Sicherheit kann außerordentlich stark sein. Mit dieser Sicherheit im Rücken kann ich die Turbulenzen der Technologiewelt besser abreiten. Ich komme auch nicht in die Gefahr, die Umwelt zu zerstören, weil ich doch gelernt habe, sie zu achten und zu erkennen, dass sie mich nährt. Aus einer Respektlosigkeit tritt eine Zerrissenheit zutage, nämlich der Gegensatz meines täglichen Handelns versus dem unbewussten Wissen über meine Überlebensfähigkeit in Abhängigkeit von der Natur.

Eine weitere extreme Abweichung vom natur-geleiteten Lebenszyklus finden wir in der patho-adoleszenten Gesellschaft. Nicht nur, dass wir unser ganzes Leben adoleszenten Idealen nachlaufen, es hat sich auch das Durchschnittsalter von Erstgebärenden dramatisch nach oben verschoben. War es noch vor 50 Jahren bei 23, liegt es nun bei 30. Wenn nun das zweite Kind, eine Tochter, von der Mutter im 32. Lebensjahr geboren wird und selbst ihr Kind mit 32 zur Welt bringt, dann sind die Großeltern bereits zwischen 70 und 80, wenn die Enkel derer Weisheit bedürfen. Wie schon beschrieben, sollen doch die Großeltern ihren Enkelkindern die Welt zeigen und erklären. Dies wird in dem hohen Alter nur mehr schwer möglich sein, und ein wichtiger Lebensabschnitt für die Entwicklung eines gesunden Menschen fällt aus.

Weiters wird es zunehmend schwieriger, heute noch eine weise Ältestenschaft zu finden. Das kommt einerseits daher, dass der Respekt gegenüber dem Alter in der patho-adoleszenten Gesellschaft abgenommen hat, aber auch immer weniger Erwachsene sich zu weisen Ältesten entwickeln. Großeltern reisen heute viel lieber mit dem Wohnmobil um die Welt, als sich mit dieser ihrer Aufgabe zu identifizieren. Und sie vergessen oft ihr geistiges Wachstum, um zu einem weisen Menschen zu reifen. Wenn das Kind diese Unterstützung nicht erfährt, dann wird es als Großmutter oder Großvater selbst diese Intention vermissen, und dieses Muster wird sich über die Generationen fixieren.

Auch in der Politik sucht man solche Leute, die weisen Ältesten, vergeblich, obwohl es gerade hier am nötigsten wäre. Eine weise, demokratische Führung eines Landes kann viel Sicherheit ausstrahlen und Ängste nehmen, was sicher der Epidemie des Burnouts entgegenwirken könnte. Besonders in der Außenpolitik, in den Ministerien für Äußere Angelegenheiten, brauchen wir ältere, weise und tolerante Menschen. Gerade in Zeiten der großen Veränderungen, die leider mit viel Gewalt, Krieg und Hass einhergehen, sind Leute gefragt, die auf Grund ihrer Erfahrungen und ihres geistigen Wachstums hier helfend gegensteuern können.

All diese Entfremdung vom natürlichen Leben kann zu Erscheinungen wie sozialer Unsicherheit, Lebensunfähigkeit, Identitätsverwirrung und Abnahme von Empathie führen, so Plotkin. Und diese Beschreibung, die ja aus den Wurzeln der schamanistischen Tradition entspringt, gleicht verblüffend der Definition von Burnout durch die Medizin und Psychologie. Zufall? Diese Bilder fügen sich harmonisch zusammen und lassen die Entfremdung der Menschen von der Natur als einen der Gründe für die Häufigkeit des Burnouts in einem multifaktoriellen Krankheitsgeschehen als wahrscheinlich erkennen. Als Weg aus der Krise wäre eine Änderung unserer Matrix wünschenswert. Wie schon Albert Einstein meinte: Probleme kann man niemals mit demselben Bewusstsein lösen, in dem sie entstanden sind.

Jedenfalls ist Schamanismus ein möglicher Weg bei der Auseinandersetzung mit Burnout. Durch die enge Verbindung mit dem mystischen Teil der Natur, den Spirits, der eigenen Seele und der Spiritualität können wir eine gesunde Basis und eine damit verbundene bessere Resilienz schaffen.[5]

---

[5] Mitgefühl in Alltag und Forschung, Tania Singer und Matthias Bolz

5.

Burnout aus der Sicht der TEM
(Traditionelle Europäische Medizin)

Die Vielschichtigkeit der TEM ist ein unglaublich reicher Schatz, aus dem wir schöpfen können, wenn wir eine Krankheit behandeln, bzw. jemanden dabei unterstützen, seine Krankheit selbst zu heilen. Das Spektrum ist so groß, dass es mir nicht möglich ist, alle Burnout betreffenden potentiellen Heilverfahren detailliert zu beschreiben. Ich möchte mich daher auf drei Gebiete konzentrieren: die Vier-Säfte Lehre und die damit verbundene Pflanzentherapie, die Philosophie der Fünf Elemente und der Lebensprinzipien, und die Möglichkeiten von Trance und Hypnose.

Europäische Wurzeln

Bevor ich auf die Behandlungen des Burnouts näher eingehe, möchte ich mich kurz entsprechend dieses Kapitels der TEM unseren Wurzeln hier in Europa widmen. In meiner Darstellung dieser Wurzeln beziehe ich mich auf das Buch

„The language of the goddess" von Marija Gimbutas[6], und ganz besonders auf das Buch „Der Brunnen der Erinnerung" von Ralph Metzner[7]. Diese Wurzeln zeigen auch eines der Spannungsfelder unserer Zeit, mit einem Bezug zum Burnout (siehe Einleitung – Spannungen durch Polarität). Und wie aus der Überlieferung die Menschen damals mit den Spannungen umgegangen sind, zeigt auch eine Möglichkeit für heutige Krisenbewältigung auf.

Wie erwähnt, leben wir in einer Zeit der rasanten Veränderung und den damit verbundenen Ängsten und Orientierungslosigkeit, die sich auch verblüffend klar im Burnout zeigen. Die Welt ist voll von Gewalt, Kriegen und Flüchtlingen, und die Tendenz steigend. Die Frage stellt sich: Wie kann das zu einem Ende kommen? Ein von mir sehr geschätzter Philosoph, Jiddu Krishnamurti[8], meinte, alles, das einen Anfang hat, kann auch ein Ende finden. Diesen Anfängen in dem Europa, in dem wir leben, möchte ich mich widmen.

Interessanterweise wurde Europa bis vor ca. 6000 Jahren von den vor-indoeuropäischen Ureinwohnern Alteuropas, die vornehmlich aus dem heutigen Balkanraum und Anatolien kamen, besiedelt. Diese Völker kannten keinen Krieg und hatten kein Patriarchat. In den historischen Stätten

---

6 The Language of the Goddess, Marija Gimbutas
7 Der Brunnen der Erinnerung, Ralph Metzner
8 Wo Freiheit ist, Jiddu Krishnamurti

konnte man keinerlei Waffen finden und auch keine Zeichen eines ungleichen Standes zwischen Männern und Frauen. Erst die kriegerischen Indoeuropäer aus dem Osten brachten die Dominanz der Männer und damit verbunden auch das Morden, bzw. rituelles Morden.

Die Alteuropäer hatten eine Göttinnen-Religion und die Seherinnen waren Frauen. Die Religion hatte eine Landwirtschaft, in der die Wertschätzung von Natur und Pflanzen dominierte. Die bekannteste Göttin aus dieser Zeit war Freyja mit ihren Völvas, den Wahrsagerinnen. Erst die von Osteuropa eindringenden arischen Krieger und Viehzüchter, die Indoeuropäer, brachten das Patriachat und die damit verbundenen männlichen Götter wie Odin-Wodan, Thor, Loki und viele mehr. Man kann hier sehen, dass unsere tiefsten und längsten Wurzeln in einer zumindest weiblich-männlich gleichgestellten Kultur liegen, die erdverbunden und friedlich war. Also könnte man den Beginn des aggressiven männlich orientierten Verhaltensmusters den Indoeuropäern zuordnen.

Vielleicht könnte also nun, nachdem wir den Beginn kennen, diese Entwicklung auch beendet werden. Vielleicht könnte sich wieder eine Orientierung einstellen, wenn wir uns unserer wahren, friedlichen Wurzeln besinnen. Im Englischen steht das Wort „dis-membering" für Zerstückeln und das Wort, das ein heilender Kontrapunkt wäre, „Re-membering". Wenn Gedanken unsere Realität schaffen, dann stehen die Chancen dafür gut.

Nachdem es von unseren vorgeschichtlichen Wurzeln keine Aufzeichnungen gibt, sind wir auf andere Hinweise angewiesen. Diese finden wir in erster Linie in den alten Mythen und dann weiter in Ausgrabungen. Sehr ähnlich der griechischen Mythologie beschreibt auch die Mythologie Nord- und Mitteleuropas in ihren Göttinnen und Göttern die Archetypen der Menschen. Joseph Campbell erklärt dies sehr ausführlich in seinem Buch „Die Kraft der Mythen"[9]. Das könnte daher rühren, dass die Erzählungen über die Geschichte des eigenen Volkes nur mündlich (damals noch keine Schrift) weitergegeben wurden und von Mal zu Mal immer mehr ausgeschmückt wurden. Schließlich wurden aus Menschen auch Götter. Und wenn in der Edda (Isländische Mythologie) vom Krieg der Wanen-Götter gegen die Asen-Götter die Rede ist, dann ist eben die Eroberung der Gebiete der Alt-Europäer durch die Indogermanen beschrieben. Unsere Betrachtung der eigenen Entwicklung als Menschheit wurde im Laufe der Jahrtausende immer eingeschränkter und geriet Großteils in Vergessenheit. Und solche über so lange Zeit entstandenen Mythen können uns wieder den Blick aufs Ganze eröffnen, den wir durch die Anhäufung von Detailwissen verloren haben, und uns Orientierung geben.

Zum Beispiel finden wir in der heidnischen Mythologie die Zwerge, Elfen, Riesen und Götter. Zwerge sind die Geister des Metalls und der Steine, die dabei helfen, Schmuck

---

9   Die Kraft der Mythen, Joseph Campbell

und Waffen herzustellen. Diese Nutzbarmachung von Materie für den Menschen erinnert natürlich an die Alchemie. Der in unserer Zeit immer größer werdende Schatten dieser Zwerge wird von Bankern und Spekulanten dargestellt. Auf der Lichtseite könnte man Erfinder, Programmierer und Hacker finden.

Elfen wiederum sind für die Schönheit in der Materie zuständig und inspirieren daher die verschiedensten Künstler. Die Riesen repräsentieren unverändert die enormen Urgewalten der Erde wie Meere, Ströme, Vulkane und Wüsten. Diese sind frei von der Kontrolle durch den Menschen und im Zusammenhang mit dem Klimawechsel aktueller denn je. Der heutige Schatten unter den Riesen findet sich in den international agierenden Öl-, Finanz-, Nahrungs- und Waffenkonzernen. Diese Riesen haben sich gegen das Gemeinwohl der Menschen gestellt und in ihrer Größe auch jede Empathie verloren.

Die Götter wiederum finden wir in uns selbst angelegt. Über hunderttausende von Jahren haben wir ein riesiges Potential geschaffen, unsere Götter. Es fehlt uns nur die Erinnerung an unsere Vorfahren, die Weisheit der Ahnen, mit der wir wieder zu mehr Orientierung gelangen könnten. Und diese unsere Götter der Ahnen können uns auch dadurch unterstützen, die modernen Riesen zu zähmen und ihre Kraft für uns nutzbar zu machen.

Wie wichtig die Erinnerung ist, kann man in der Beziehung von Odin (oberster Gott) und dem Riesen Mimir sehen. Dieser wurde der Weise und Erinnerer genannt, und Odin hat ihn regelmäßig um Rat gefragt. Hier erkennt man die Wichtigkeit des Erinnerns als Grundlage der Weisheit. Über Odin wird auch gesagt, dass er die drei Wege der Erkenntnis beschritt. Der erste Schritt war die Selbstaufopferung am Weltenbaum. Das symbolisiert, dass man durch innere Disziplin zum Verständnis für andere Welten, wie zum Beispiel die Geheimnisse der Natur, kommen kann.

Der zweite Weg der Erkenntnis war das Trinken aus Mimirs Brunnen der Erinnerung, also das Wissen über den Ursprung des Lebens und von uns Menschen. Der dritte Erkenntnisweg war die Weisheit um die Versöhnung von vormals Gegnern und das aus dieser Versöhnung entstehende unglaubliche Potential von Visionen und Kreativität. Und wir können aus dieser Episode der Mythologie leicht verstehen, dass wir ohne diese Erkenntniswege eine gewisse innere Zerrissenheit spüren, die auch eine der Wurzeln für die moderne Krankheit des Burnouts sein kann. Gerade heute, wo die Zeitungen übervoll von Kämpfen und Morden sind, bekommt die Botschaft, dass die Auflösung von Konflikten (tiefes Verstehen von anderen Menschen, z.B. was in Flüchtlingen vorgeht) zu Integration und Harmonie führt, eine neue Bedeutung.

Die verfeindeten Götter haben dies bewerkstelligt, indem sie sich trafen und ein Getränk, den Met, brauten. Dies passierte früher in Folge Hineinspuckens, um den Met zum Gären zu bringen. Dadurch gaben sie etwas von sich her und nahmen etwas zutiefst Intimes von den anderen wieder auf. Weiter versetzten sie den Met mit psychodelischen Drogen wie Fliegenpilz und Bilsenkraut. Indem sie diesen gemeinsam gebrauten Met zusammen tranken, entwickelten sie, durch diese Drogen unterstützt, auch gemeinsame Visionen. Vielleicht wäre das auch heute als Idee einer von vielen heilenden Schritten, die aus der Zerrissenheit wieder zur Ganzheit führen. Hier finden wir wieder den „Roten Faden", der die Auflösung der abgekoppelten Existenz und die Entstehung der Einheit vorzeigt.

Eine weitere wichtige Erkenntnis, die wir aus den alteuropäischen Mythen bzw. Wurzeln ziehen können, ist die Verdrängung der parthogenetischen Göttin. Diese war das Symbol für eine Einheit alles Lebens in der Natur, für die Orientierung in der intakten Natur. Ihre Verdrängung durch zuerst die Indogermanen und in der Folge dann durch die Kirche, die sich eher auf das Leben nach dem Tod konzentrierte, ist heute in hohem Ausmaß in der Zerstörung der Natur sichtbar. Die Göttin selbst hat sich in die metaphysischen Bereiche der Natur zurückgezogen, und es liegt an uns, sie durch unser Erinnern (Re-member) wieder zum Leben zu erwecken.

Als ersten Schritt zur Erkenntnis hängte sich Odin an den Weltenbaum in Form einer totalen Hingabe. Er selbst sagte dazu: Ich opfere mich selbst meinem Selbst. Darauf werde ich im Kapitel „Ring der Prävention" noch näher eingehen, wenn Viktor Frankl beschreibt, was den Menschen, die in einer Hoffnungslosigkeit ganz tief gefallen sind, am meisten geholfen hat, aus diesem Loch wieder herauszukommen. Besonders beim Burnout und der Depression findet man die Beschreibung des Lochs und der Perspektivlosigkeit durch die Betroffenen, und auch hier kann der Brunnen der Erinnerung eine Hilfe darstellen.

Bevor ich das Kapitel über unsere alt-europäischen Wurzeln schließe, möchte ich mich auch Ralph Metzner anschließen, wenn er von einem Karma spricht, das uns heute einholt. Die Eroberung von Alt-Europa durch die Indogermanen und in weiter Folge von Nord- und Südamerika zusammen mit den Kolonien in Afrika haben den dort lebenden Menschen unendliches Leid zugefügt und großen Schaden an der Natur des Menschen und der Natur im Allgemeinen angerichtet. Und vielleicht drückt sich dieses unbewusste Wissen über diesen Teil unserer Geschichte in der heutigen Zeit in Form von Zivilisationserkrankungen als Karma aus.

Humoralmedizin

Nach diesem Ausflug in die alt-europäische und indogermanische Philosophie möchte ich nun zu handfesteren Dingen kommen und im Rahmen der TEM (Traditionelle Europäische Medizin) auf mögliche Behandlungen aus der Vier-

Säfte-Lehre und Konstitutionslehre eingehen. Die Humoralmedizin spricht davon, dass es sich bei Erkrankungen um das Zusammenwirken von zwei Basisfaktoren handelt: eine innere Komponente, die der aus dem Gleichgewicht geratenen Konstitution entspricht, und eine äußere Komponente, die z.B. durch eine Vergiftung oder einen Krankheitskeim repräsentiert wird. Einmal liegt der Schwerpunkt mehr bei den inneren und einmal mehr bei den äußeren Faktoren. Interessanterweise konnte ich bei den Patienten, die in unserer Ordination wegen Burnout behandelt wurden, keine spezielle Zuordnung zu einem besonderen Konstitutionstyp feststellen. Diese Form der Entgleisung kann also alle treffen, und der Hauptfaktor für die Entstehung von Burnout dürfte eher im exogenen Bereich liegen. Nichtsdestotrotz ist jedoch die Behandlung immer eine individuelle, die große Rücksicht auf die jeweilige Konstitution nimmt.

Die Betrachtung von Burnout aus der Sicht der Humoralmedizin ist auch deshalb von Vorteil, weil wir hier nicht von Organen, sondern nur von Funktionen sprechen und die Krankheit immer ein dynamischer Prozess ist. Diese Dynamik ist ja gerade beim Burnout ein typisches Merkmal und so haben wir in der Humoralmedizin die Möglichkeit, nicht nur konstitutionell differenziert, sondern auch je nach Stadium der Erkrankung unterschiedlich zu therapieren, also maximal individuell. Auch der Umstand, dass es in der Humoralmedizin keine Trennung von Körper und Geist gibt, passt gut zum Bild des Burnouts.

Bei der Betrachtung des Burnout-Patienten ist die Erkennung der beiden Grundmuster Wärme und Feuchte wichtig. Die Qualität der Wärme steht eher für die Energie als Grundlage der Funktionen, und die Feuchte für die Materie und Struktur und damit für alles, was wir messen können. Daraus ergeben sich dann die Kardinalsäfte Sanguis, Phlegma, Cholera und Melanchola. Letztlich kann man auch noch weiter reduzieren und nur von der Dualität von Wärme und Kälte sprechen, die dann dem Yin und Yang aus der TCM entsprechen würde. Man kann diese Dualität auch mit den Worten „hyperkinetisch versus hypokinetisch" ausdrücken, was auch gut zum Verlauf des Burnouts passen würde.

Ich möchte jetzt auf mögliche Behandlungen dem Krankheitsverlauf entsprechend eingehen und danach die individuelle Bedeutung der konstitutionellen Verfassung beleuchten. Der Beginn des Burnouts ist sicher meistens durch einen hyperkinetischen Zustand gekennzeichnet. Dieser zeigt sich in Hyperaktivität, Unruhe, Aggression und Schlafstörungen, eventuell mit Hitze verbunden. Die Ärztinnen der TCM würden einen Leberstau diagnostizieren. In der modernen Medizin würde man zuerst einen erhöhten Adrenalin- und in weiterer Folge Cortisolspiegel feststellen, was beides dem Prinzip Wärme entspricht. In der Humoralmedizin entspräche dies eher dem cholerischen Prinzip, trocken und warm.

In der Vermutung, dass einer der Hauptfaktoren für Burnout in einer Anhäufung von Toxinen oder deren Bruchstücken liegen dürfte, wären hier eine Entgiftung und gleichzeitig eine Leberkräftigung sinnvoll. Dies passiert in der Regel mit Bitterstoffen. Jetzt gelten in der TEM Bitterstoffe eher als Pflanzenwirkstoffe, die den Wärmelevel anheben, was dem Primäreffekt entspricht. In der TCM wird ihnen allerdings eine kühlende Wirkung zugeschrieben, was den Sekundäreffekt reflektiert. Denn die Bitterstoffe leiten den Leber- Gallestau ab, was eben zur Reduktion von Hitze führt. Um also die anfängliche Hitze des Burnouts nicht weiter zu steigern, sollten die notwendigen Bitterstoffe, die auch entgiftend wirken, anfangs in einer moderaten Dosierung gegeben werden.

Wurzeln aus Berberitze, Klette, Liebstöckel und Engelwurz werden abends eine Stunde gekocht, über Nacht stehen gelassen und am nächsten Tag getrunken. Eine moderate Dosierung wären zwei Teelöffel auf einen halben Liter Wasser. Dies kann über 3–4 Wochen eingenommen und danach auf eine andere Form der Entgiftung, wie z.B. Heilerde oder Chlorella Algen, umgestellt werden.

Wenn der Verdacht auf eine Aluminiumbelastung besteht, empfehlen wir auch einen Tee aus Koriander und Schachtelhalm über drei Monate.

Wenn zu Beginn des Burnouts zu viel Gelbgalle vorhanden ist, kann man mit folgendem Rezept den Gallenfluss anregen und gleichzeitig abkühlen:
- Chelidonium D4 (Schöllkraut), Taraxacum (Löwenzahn) und Podophyllum D4 (Maiapfel)

Bei der Irisdiagnostik findet man oft eine enge Krause, besonders bei energiereichen Menschen, die dann leicht ins Defizit kommen. Wiederum sollten hier Bitterstoffe vorsichtig dosiert werden. Es eignet sich gut Kalium jodatum D6 bei nervöser Erschöpfung, Calcium jodatum D6 bei Auftreten von gehäuften Infekten durch Erschöpfung, oder Arsen jodatum, wenn die Erschöpfung weit fortgeschritten ist und die Patienten sich auf Grund von Angst zurückziehen. Wenn Patienten zwar noch im hyperkinetischen Zustand sind, also hitzig sein wollen, aber keine Reserven mehr haben, ist Nux vomica D6 (Brechnuss) indiziert. Auch Mandragora (Alraune) kann hier übermäßige Hitze dämpfen, insbesondere, weil sie einen psychotropen Ansatz hat.

Oft finden wir beim Burnout im fortgeschrittenen Stadium eine Milzbelastung im Vordergrund. Wenn dies noch im hyperkinetischen Zustand bemerkbar ist, dann empfiehlt sich Fumaria (Erdrauch). Später kommt es oft zum hypokinetischen Zustand mit Milzbelastung. Hier bieten sich die typischen Milzpflanzen Borretsch (nimmt die melancholische Traurigkeit vom Herzen) oder Kalmus (fördert Schleimfluss im Kopf) an. Im fortgeschrittenen Stadium wäre eventuell Scolopendrium (Hirschzungenfarn) empfehlenswert, hilft bei der Öffnung der verstopften Milz.

Bei all diesen Empfehlungen beziehe ich mich auf meinen Lehrer in der Humoralmedizin Friedemann Garvelmann[10].

---

10 Grundlagen der Traditionellen Europäischen Naturheilkunde, Friedemann Garvelmann

Ein interessanter Ansatz wäre noch Agnus castus (Mönchspfeffer), in niedriger Dosierung beginnend. Dieser stimuliert die Hypophyse und erhöht das Progesteron. Nachdem man damit eine gute Wirkung bei Diabetes mellitus und Thyreoiditis Hashimoto erzielt und diese beiden Krankheiten, von der Entstehung her, dem Burnout ähnlich sein dürften, wäre Agnus castus einen Versuch wert.

Im Rahmen der Entgiftung würde ich auch die Niere unterstützen, die die Toxine ausleiten soll. Dafür bietet sich Solidago virgaurea (Goldrute) an.

Parallel zu diesen beschriebenen Behandlungen der verschiedenen Phasen des Burnouts gibt es nun die Möglichkeit, auf individuelle Unterschiede wie die Konstitution des Patienten einzugehen. So empfiehlt sich bei plethorischen und lymphatischen Patienten zusätzlich eine Kombination von Abrotaneum (Eberraute), Angelica (Engelwurz) und Scrophularia noctosa (knotiger Braunwurz). Bei Patienten, deren Lymphe sich wie kaltes Öl anfühlt, könnte man Scrophularia noctosa, Juglans regia (Walnuss) und Thuja D4 geben. Walnuss wurde wegen der Signatur des Gehirns genau untersucht, und man hat große Mengen von L-Tryptophan gefunden, die ja im Gehirn in das Serotonin (Glückshormon) umgewandelt werden. Wenn eher lymphatische Störungen im Vordergrund sind, sollte man laut Friedemann Garvelmann Calcium bicarbonat und bei Schärfen Calcium phosphoricum geben.

Aus diesen Darstellungen kann man bereits erahnen, dass die Behandlungsmöglichkeiten des Burnouts äußerst vielschichtig sein können, weil sie nicht nur auf den typischen Verlauf der Erkrankung, sondern auch auf die individuellen Grundprobleme Bezug nehmen. Ich könnte hier auch noch die Irisdiagnostik mit einfließen lassen. Es ist dies aber nicht mein Spezialgebiet und würde auch den Rahmen dieser Arbeit sprengen.

Bezugnehmend auf Olaf Rippe und sein Buch „Paracelsusmedizin"[11] möchte ich ein paar Paracelsusrezepte anführen, die sich in unserer Ordination als besonders wirksam erwiesen haben.

Zur Ableitung von Cholera und zur Unterstützung der Galle empfiehlt sich Folgendes:
Chelidonium, Cuprum metallicum, Curcuma longa, Cyclamen, Erythrea centaurium (Tausendgüldenkraut), Magnesium phosphoricum, Nux vomica, Pyrit, Solidago virgaurea und Zincum phosphoricum

Zur Unterstützung der Entgiftungsfunktion der Leber:
Odermennig, Benediktenkraut, Waldrebe, Gelbwurz, Nelkenwurz, Braunwurz, Goldrute, Stannum metallicum, Löwenzahn, Brennnessel

---

11 Paracelsusmedizin, Olaf Rippe

Zur Kräftigung der Niere als Sitz der Angst:
Antimonit, Cuprum metallicum, Equisetum arvense (Zinnkraut), Phosphorus, Prunus spinosa summitates (Schlehdorntriebspitzen), Rhododendrum ferrugineum, Solidago virgaurea, Staphisagria (Stephanskörner), Urtica dioica (Brennnessel), Zincum metallicum

Zur Kräftigung der Lunge als Sitz des Willens zum Leben:
Antimon crudum, Arsenicum album, Carbo vegetabilis, Cuprum aceticum, Equisetum arvensis, Hyssopus officinalis, Inula helenium (Alant), Pulmonaria (Lungenkraut), Stannum jodatum, Verbascum thapsiforme

Zusätzlich bieten sich beim Burnout auch folgende Pflanzenheilmittel an, die konkret auf die typischen Symptome eingehen, wie Unruhe, Angst, Schlafstörungen und zuletzt Depression.

Schlafstörungen: Angelica, Calcium carbonicum, Crataegus oxycantha, Melissa, Valeriana. Zusätzlich Bryophyllum Argento cultum (Keimzumpe).

Zu Beginn des Burnout bei erhöhter Reizbarkeit und nervöser Erschöpfung: Melissenblätter, Passionsblume, Löwenzahnwurzel als Tinktur

Im späteren Stadium bei nervöser Erschöpfung: Johanniskraut, Kalmuswurzel, Ginsengwurzel als Tinktur

Tee bei Unruhe: Baldrianwurzel, Pfefferminzblätter, Pomeranzenschalen, Orangenblüten

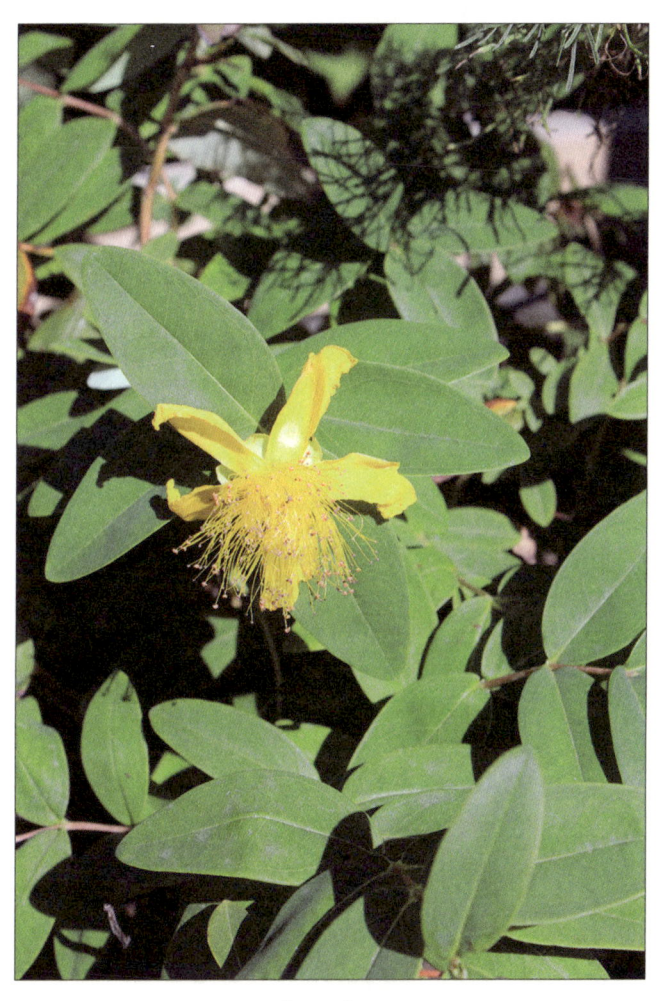

5. Burnout aus der Sicht der TEM (Traditionelle Europäische Medizin)

Johanniskraut

Tee bei nervöser Erregung und Depression: Johanniskraut, Melissenblätter, Pomeranzenblüten, Passionsblumenkraut, Lavendelblüten

Eine andere Herangehensweise in der Pflanzentherapie wäre die Signaturenlehre. Diese wurde durch Paracelsus zur Blüte gebracht. Er ging von der Voraussetzung aus, dass, wenn wir keinerlei Vorkenntnisse von Pflanzen hätten, es genüge, die Natur genau zu beobachten, um daraus grob Wirkungsweisen von Pflanzen ableiten zu können. So geben Form, Geruch, Farbe, Standort, Umgebung und viele andere Signale uns eine Idee, was die Pflanze für uns tun kann. In

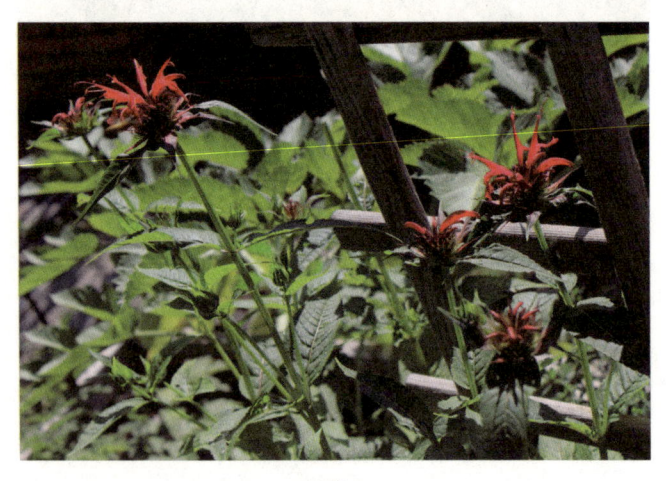

Melisse

den neuen Forschungen mit der Bestimmung der Wirkstoffe in Pflanzen konnten viele der alten Zuordnungen von Pflanzen zu Krankheiten und Organen bestätigt werden.

In der Signaturenlehre findet man Angstzustände und Schlafstörungen dem Prinzip des Mondes zugeordnet. Und typische Mondpflanzen, die bei Burnout und entsprechender Symptomatik eingesetzt werden können, sind Mädesüß, Baldrian, Labkraut, Mistel, Schafgarbe, Tollkirsche, Schlafmohn und Bilsenkraut. Wenn man, wie auch von Rüdiger Dahlke ähnlich beschrieben, das Burnout als ein Resultat eines Überschusses von Jupiter und eines Mangels an Saturn (Reduktion auf das Wesentliche) sehen kann, dann wären die Saturnpflanzen wie Zinnkraut, Bambus, Holunderfrüchte und Kalmus hilfreich. Diese Zuordnungen der Pflanzen zu den Wirkprinzipien der Planeten finden sich in den Büchern und den Vorträgen von Mag. Miriam Wiegele[12]. Als Einzelpflanzen kommen noch zusätzlich die Wegwarte (kann gut mit Umweltbelastungen umgehen), Löwenzahn (hilft dem inneren Alchemisten zu reinigen), Baldrian (bei Sorgen über morgen), Passionsblume (beruhigt vor dem Schlafen), Johanniskraut (bringt Sonne ins Herz), Melisse (bei blanken Nerven) und Salbeiblütenextrakt (besonders gut bei Burnout) in Betracht.

---

12 Kräuterheilkunde, Miriam Wiegele

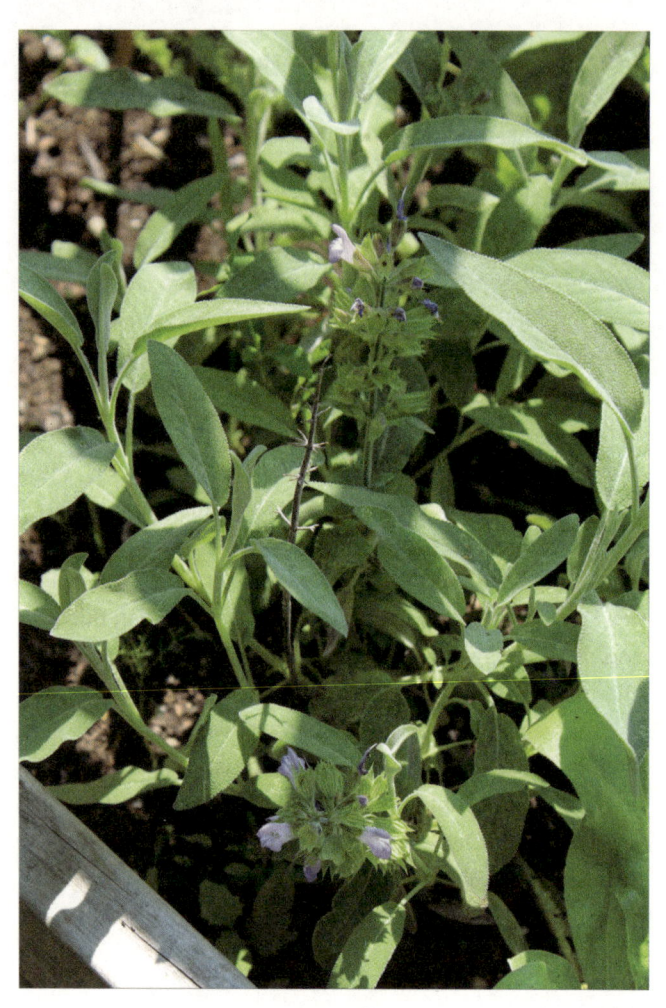

Balsamsalbei

Ich möchte damit die Pflanzenheilkunde abschließen und nochmals betonen, dass hier die individuelle Behandlung in großer Vielfalt im Vordergrund steht. Dies ist das genaue Gegenteil zur universitären Medizin, wo in großen Studien ein Medikament gesucht wird, das für alle Patienten gleich gut wirkt.

Die fünf Elemente und die Lebensprinzipien

Den nächsten Abschnitt im Kapitel TEM möchte ich der Philosophie der fünf Elemente und der sich daraus ableitenden Lebensprinzipien, beziehungsweise der Erkenntnisse, die sich daraus für das Burnout ergeben, widmen. Bei den fünf Elementen der TEM beziehe ich mich größtenteils auf Peter Hochmeier (Alchemist)[13] und Dieter Poik (Heilpraktiker)[14]. Die Lebensprinzipien und ihre Auswirkungen auf die Entstehung von Krankheiten durfte ich von Rüdiger Dahlke (Arzt und Psychotherapeut)[15] lernen.

Die fünf Elemente (Wasser, Äther, Feuer, Erde, Luft) sind bis auf den nicht greifbaren Äther klar erkennbare Erscheinungen der Natur. Sie drücken sich jedoch auch bildhaft in der Entstehung der Welt und weit konkreter im Lebenszy-

---

13 Der Weg des Sonnenfunkens, Peter Hochmeier

14 Fünf Elemente, Dieter Poik

15 Die Lebensprinzipien, Rüdiger Dahlke

klus des Menschen aus. Auch Organe lassen sich zuordnen, so dass letztlich ein schlüssiges Bild der Natur entsteht. Dazu kommen noch Kräfte aus dem Universum, die von den Griechen Planetenkräfte genannt wurden und die sich als Metalle in der Erde materialisieren. Jeder Planet hat ein spezielles Charakteristikum, das man auch bei den verschiedenen Archetypen des Menschen findet und das sich eben auch in einem Metall bzw. Kristall spiegelt.

Die Elemente zusammen mit den Planetenkräften sind ein schlüssiges Erklärungsmodell für unser Sonnensystem und allen Lebens darin. Störungen in diesem großartigen Gefüge kann in Bezug auf Menschen eben zu Krankheiten, negativen Emotionen, Mord und Krieg führen. Zusätzlich waren früher die Menschen von den Gegebenheiten dieser Erde abhängig, was sich jetzt zu ändern beginnt. Langsam wird alles Leben auf dieser Erde vom weiteren Verhalten der Menschen abhängig, und das legt uns eine große Verantwortung auf. Vielleicht trägt die Diskrepanz zwischen dieser Verantwortung und unseren äußerst begrenzten Möglichkeiten als Einzelperson zur Hilflosigkeit und Depression beim Burnout bei.

Äther — Feuer — Erde — Luft — Wasser

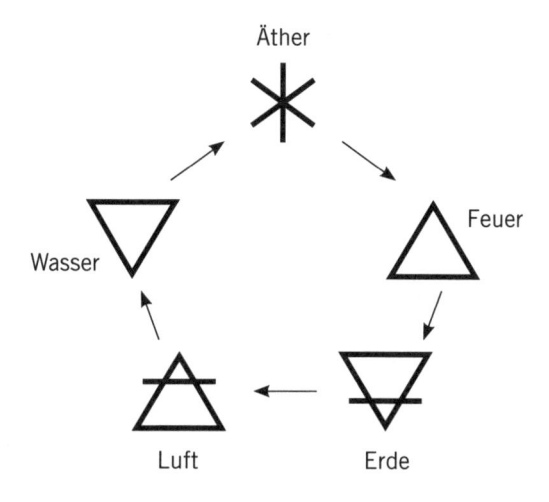

Der Lebenszyklus im Rahmen der fünf Elemente erinnert frappant an das Medizinrad der Schamanen Nordamerikas, und natürlich finden wir ihn auch in Asien (TCM, TTM). Solch einen idealen Zyklus, den ein Mensch mit Hilfe der fünf Elemente durchwandert, gibt es nicht. Wenn man jedoch darüber Bescheid weiß, kann man im Problemfall erkennen, wo die Dinge schief laufen und gewisse Krankheiten ihren Ursprung haben.

Sowohl Peter Hochmeier als auch Dieter Poik beschreiben in ihren Büchern sehr schön diesen idealen und an die Natur angelehnten Lebenszyklus in den fünf Elementen. Wir erfahren, dass alles Leben aus dem Wasser geboren ist. Wasser, das Element der Geborgenheit, der Nacht, des Winters, des geduldigen Wartens auf die Geburt und all der Möglichkeiten, die da warten, gibt uns das Urvertrauen ins Leben und das Vertrauen in unseren Weg. Im Wasser gibt es auch keine Dualität, kein Ich oder Nicht-Ich, keine Bewertung. Dies sind Eigenschaften, die uns im gesunden Lebenszyklus auch begleiten sollten.

Diese Potentialität des Wassers, unsere Epigenetik, trifft nun auf den Sonnenfunken, also alles, was aus unserer Welt und aus dem Universum auf uns einwirkt, und wird dadurch nochmals verändert. Die Richtungslosigkeit des Wassers (Fruchtwassers) findet in der Geburt ihr Ende und mündet im Ätherelement. Dies ist das Element des Raumes und der Kreativität. Die Eltern stellen dem Kleinkind einen Raum zur Verfügung, in dem es alles kreativ ausprobieren darf, ohne Konsequenzen fürchten zu müssen. Ist der Raum zu eng gesteckt, wird das Kind in Zukunft öfter „krumme Wege" gehen, um ein Ziel zu erreichen. Ist der Raum zu weit, besteht die Gefahr des Sich-Verlierens im weiteren Leben. Hier wird also der Grundstein für den Mut zur eigenen Kreativität, zu den eigenen Visionen gelegt. Dieser Raum wird dann zu eng, wenn sich der Mensch als Jugendliche/Jugendlicher im Element des Feuers wiederfindet.

Das Feuer sind die Hormone, die von den Nieren zum Herzen hinaufsteigen. Feuer scheidet das Weibliche vom Männlichen, und es entscheidet. In dieser Lebensphase kann man lernen, wie es ist, wenn man Entscheidungen trifft, treffen muss, und wie es sich anfühlt, dafür gerade zu stehen. Feuer steht auch für Resonanz. Diese Resonanz sucht die/der Jugendliche in sich und in ihrer/seiner Umgebung. Es ist dies die Gratwanderung zwischen eigener Authentizität und deren sozialer Akzeptanz. Wenn die Jugendlichen das in dieser Phase wegen einer egozentrierten Erziehung oder auch einer egozentrierten Gesellschaft nicht lernen, kann es im weiteren Leben für die Betroffenen zu unerklärlichen Spannungen kommen. Wird die Aufgabe dieser Lebensphase gut gemeistert, dann endet die Resonanzsuche mit der Entdeckung des idealen Partners. Das Feuer entwickelt nun seine letzte und ultimative Fähigkeit, nämlich die Dinge auf den Punkt zu bringen und etwas zu schaffen, das dem Feuer widersteht, nämlich die Erde.

Wird eine Familie gegründet, kommt es zu einem Stillstand. Alles ist nunmehr den Kindern gewidmet, es passiert jeden Tag das selbe. In dieser Wiederholung steckt die Liebe der Eltern, diese werden darin immer besser. Und instinktiv verstehen sie deren Notwendigkeit. Mit der nötigen Erdverbundenheit wird ein Haus gebaut, der Lebensunterhalt verdient und das tägliche Essen zubereitet. Der Feuerfunke wird tief unter der Erde vergraben und wartet darauf, wieder hervorgeholt zu werden.

Das Element der Erde endet, wenn die Kinder außer Haus gehen. Plötzlich gibt es wieder Zeit und Raum, das Element der Luft beginnt. Das ist die Zeit der Reflexion und der Erkenntnis, warum alles so sein musste, wie es war. Und langsam wird der Mensch zum Weisen, der alle Lebensphasen durchgemacht hat und der alle Altersgruppen versteht. Sie oder er werden nun um Rat gefragt; es war dies der Weisenrat. Mit dieser Weisheit gehen sie im Tod wieder in das Wasserelement ein, das Wasser löst die Materie dann gänzlich auf. Aus der Dualität wird am Ende wieder alles eins. Die Weisheit legt sich wie ein Fingerabdruck ans Wasser, aus dem wiederum neues Leben geboren wird.

Die gleiche Geschichte könnte man heute auch mit den Worten Genetik, Epigenetik, Hormone oder Evolution beschreiben. Aber sie wäre um nichts richtiger, und mit der Kraft der Bilder der fünf Elemente ist die Geschichte des Lebenszyklus viel schöner und be-eindruckender. Und das Wissen um diesen natürlichen Lebenszyklus nimmt unserem Leben viel negative Spannungen, lässt uns gelassen durch das Leben gehen. Mit dieser Gelassenheit haben wir viel mehr Reserven, um mit Stresssituationen umzugehen, und das Wort Burnout wird zum Fremdwort. Eines meiner großen Vorbilder, Paracelsus, meinte, es bringe nicht so viel, im Morast der Gefühle umzurühren. Besser wäre es, Weisheit zu erlangen. Und das Wissen um den natürlichen Lebenszyklus in den fünf Elementen ist ein guter Wegbegleiter dorthin.

Ein weiterer wichtiger Faktor bei der Entstehung von Burnout könnten die Planetenkräfte, oder, wie Rüdiger Dahlke es beschreibt, die Lebensprinzipien sein. Wie schon oben ausgeführt, ist jede Erkrankung ein multifaktorielles Geschehen. Und eine wichtige Frage wäre, warum gerade ich davon betroffen bin. Das liegt mit hoher Wahrscheinlichkeit darin, welche Planetenkräfte in mir wirken, bzw. welchen Archetypen ich verkörpere. Und Rüdiger Dahlke erklärt hier sehr schlüssig, wie ein nicht gelebtes Lebensprinzip in den Körperschatten sinken und sich dort als Krankheit ausdrücken kann.

In Bezug auf Burnout drängt sich besonders stark die Dualität von Saturn und Jupiter auf. Saturn (Element Erde), unter dem die Erde zwar fruchtbar war, es aber andererseits keine Kreativität geben durfte (Erstarrung) und alles nur auf das Notwendige beschränkt war, wurde von seinem Sohn Jupiter (Element Feuer) entmachtet. Seit dem Zeitpunkt galt die Devise, wir lassen der Kreativität freien Lauf und machen alles, was machbar ist, ohne unsere Gedanken und Energie an Notwendigkeiten oder Nachhaltigkeit zu verschwenden. Und so schlug das Pendel in die andere Richtung, das andere Extrem aus. Die Grenzen- und Uferlosigkeit, die sich einfach mit dem Wort „mehr" beschreiben lässt, hat aber scheinbar doch eine Grenze. Diese kündigt sich unter anderem in der Krankheit bzw. der Sinnkrise des Burnouts an. Das Bild des Burnouts erinnert wieder verblüffend an Saturn, wo die/der Betroffene durch die körperlichen Symptome der Depression auf das Allerwesentlichste reduziert wird.

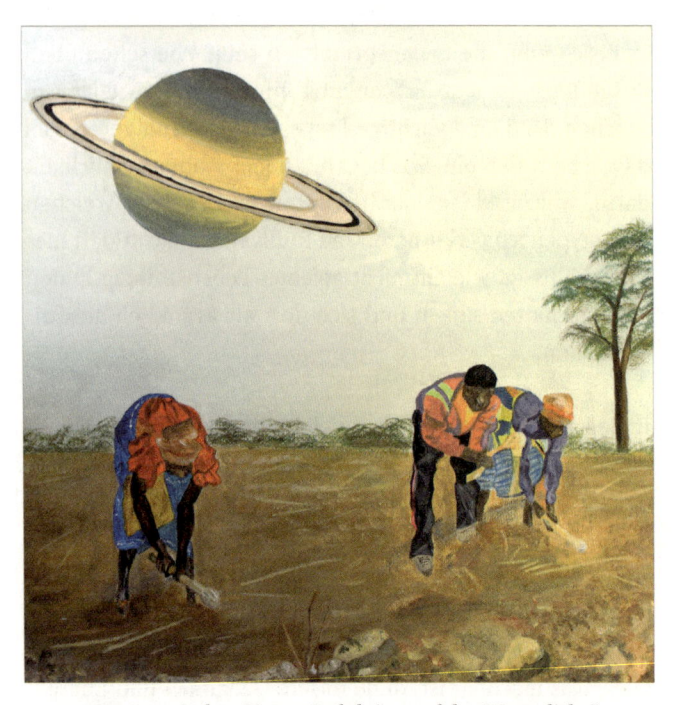

84   5. Burnout aus der Sicht der TEM (Traditionelle Europäische Medizin)

„Saturn mit dem Motto: Reduktion auf das Wesentliche"

Eine mögliche Hilfe beim Burnout könnte in dem Realisieren dieser unserer gesellschaftlichen Entwicklung liegen, und der Erkenntnis, das Problem auf die richtige Ebene, natürlich die geistige, zu bringen. So dürfte es also sein, dass wir, wenn es unserer Gesellschaft gelingt, sich geistig wieder auf die Notwendigkeit des natürlichen Lebens zu konzentrieren

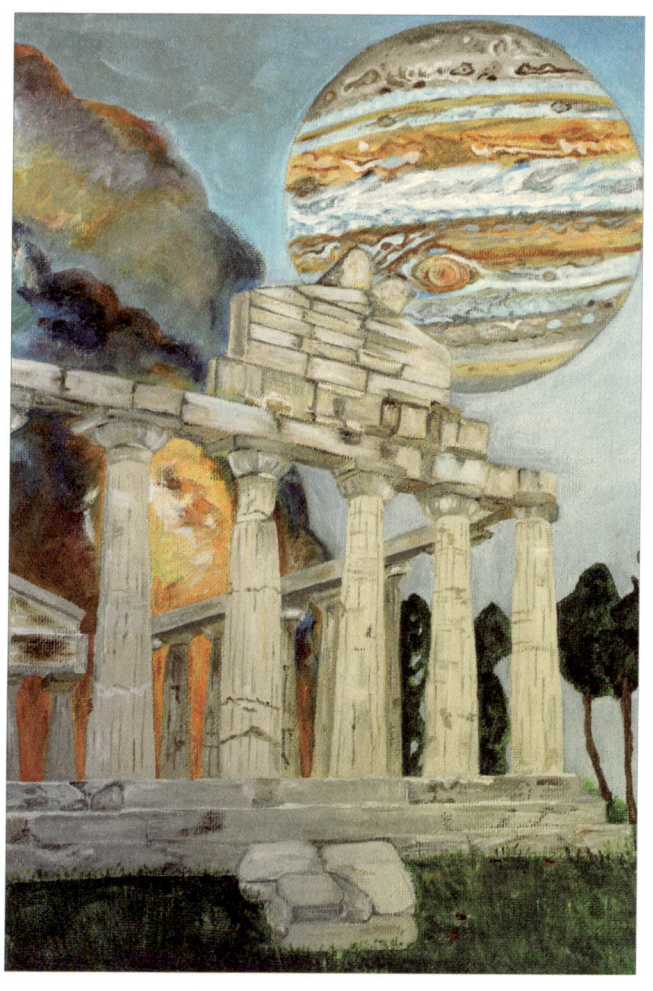

„Jupiter mit dem Motto: Wir machen alles, was möglich ist."

oder zu reduzieren, nicht mehr Opfer solch einer zerstörerischen Krise sein werden.

Auch erinnert die Ausuferung im Feuer des Jupiters an Bill Plotkin (Kapitel Schamanistische Philosophie), der von der patho-adoleszenten Gesellschaft spricht. Feuer ist die Zeit der Jugend, und wir vergessen, dass wir uns vom Feuer zur Erde und dann zur Luft weiterbewegen sollten, um unseren Lebenszyklus in Harmonie zu beenden.

Gegen Ende meiner Ausführungen dieses Kapitels über Burnout aus der Sicht der TEM darf ich nochmals betonen, wie vielschichtig und zahlreich unsere traditionellen Wurzeln in Europa sind. Ich konnte im Zusammenhang mit dem Burnout nur einige wenige beschreiben, habe aber ein paar der wichtigsten herausgesucht. Weiter unten im Kapitel Ring der Prävention werde ich auch andere Therapieformen darstellen, die teilweise auch unseren Wurzeln entstammen. Diese unsere Wurzeln sind ja eine Verschmelzung von zwei großen Systemen. Die eine entstammt der hohen Heilkunst der Griechen (und davor der Ägypter), und die andere aus dem Schamanismus Alt-Europas. Beiden ist jedoch gemein, dass über das ungeheure tiefe Wissen über die Natur und ihre Heilkräfte die Philosophie des Patienten und seiner Gesellschaft bei der Heilung von Krankheiten eine übergeordnete Bedeutung hatte.

6.
Ganzheitlicher Therapieansatz im „Ring der Prävention"®

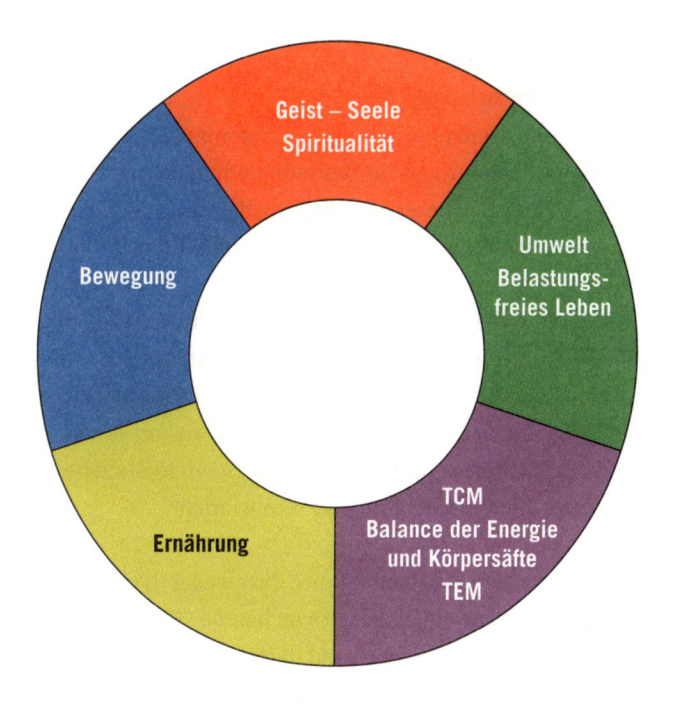

- Geist – Seele Spiritualität
- Umwelt Belastungsfreies Leben
- TCM Balance der Energie und Körpersäfte TEM
- Ernährung
- Bewegung

Auf Grund vieler Jahre Studium und Arbeit auf dem Gebiet der Prävention habe ich den „Ring der Prävention" kreiert. Die Form des Ringes ergab sich aus dem Bild, dass ein Ring immer geschlossen sein muss, um seine Funktion zu erfüllen; das heißt, es darf kein Sektor des Rings fehlen. Die Fünf-Gliedrigkeit hat sich aus der Erfahrung und dem Versuch, zu einem einfachen und verständlichen System zu kommen, ergeben.

Wenn man sich aber im Bereich der traditionellen Philosophien und Heilsysteme bewegt, bekommt die Zahl Fünf eine tiefere Bedeutung. Im Besonderen möchte ich hier Paracelsus zitieren. Dieser meinte, es gäbe fünf mögliche Ursachengruppen, die jede Form von Krankheit auslösen und erklären könnten, er nannte sie Entien:

„Merket wohl, es gibt fünf Entia, die alle Krankheiten schaffen und verursachen. Die fünf Entia bedeutet fünf Krankheitsursprünge, das heißt also, dass es fünf Ursachen gibt, von denen eine jede alle Krankheiten mit Macht zu schaffen und hervorzubringen vermag, so viele Krankheiten je auf der Welt waren, sind und sein werden".

Er wollte auf den Umstand hinaus, dass weder die Säfte oder die Erreger allein die wahren Ursachen der Krankheit sind, sondern die „Meta-Ursache" und damit das geschwächte Milieu. Weiter: „Denn fünf Entwicklungsmöglichkeiten gibt es für jeden Menschen. Wer nun etliche davon vergisst und mit anderen kommt, der mag wohl ein falscher Prophet sein".

Jetzt sind unsere fünf Elemente im Ring der Prävention nicht 1:1 mit den fünf Entien des Paracelsus gleichzusetzen, aber wenn man sich die Mühe macht, die fünf Entien in die Sprache der modernen Wissenschaft wie Genetik, Epigenetik, Neurophysiologie und Psychologie zu übersetzen, dann erkennt man die Parallelen. Und Paracelsus abschließend: „Wird die Natur geschützt, so ist es sie selbst, die alle Krankheiten heilt, denn sie weiß, wie sie sie heilen soll. Der Arzt kann es nicht wissen, und daher besteht seine Aufgabe nur darin, die Natur zu schützen".

Und in der Interpretation des Paracelsus durch Olaf Rippe: „Da im Prinzip immer alle Entien an einem Krankheitsgeschehen beteiligt sein können, muss man analog auch alle fünf Therapiewege miteinander verknüpfen. Als Ergebnis erhalten wir fünf Säulen, auf denen jedes sinnvolle Therapiekonzept aufbauen sollte. Diese bestehen zusammengefasst aus: Prophylaxe, Regeneration, Zuführen von Lebensenergie, Entgiftung und Verbesserung der Stoffwechselleistung, Konstitutions- und Psychotherapie, karmische Bewusstwerdung des Patienten".

Genau so sehen wir unseren Ring der Prävention. Er ist nicht nur als ein Gerüst für die Prävention gedacht, sondern neben der spezifischen Behandlung einer konkreten Erkrankung auch ein Leitfaden für die notwendigen begleitenden Maßnahmen und die Sekundärprophylaxe. Konkret werde ich nun die Therapieansätze auf Grund des Rings in deren ganzheitlicher Form beim Burnout beschreiben.

Ausdrücklich betonen möchte ich an dieser Stelle, dass es ganz wesentlich ist, in welchem Stadium der Erkrankung der Patient zum Arzt bzw. Therapeuten kommt, unabhängig von der Persönlichkeitsstruktur. Findet der Erstkontakt im ersten Stadium des hohen Stresses und einer erhöhten Reizbarkeit (noch im Feuer des Cortisols) statt, werden wir die Segmente im Ring der Prävention in einer anderen Form und Reihenfolge einsetzen, als dies bei jemandem angebracht ist, der bereits ausgebrannt ist und in einer tiefen Depression steckt. Hier stehen ärztliche Akutmaßnahmen wie (möglichst) pflanzliche Medikamente, vorsichtige Hypnose oder Trance, leichte pflanzliche Nahrung wie Gemüsesuppen, energiezuführende Therapien wie Moxibustion und Spaziergänge im Vordergrund. Wenn sich die Situation langsam bessert, kommen dann andere Qualitäten der fünf Segmente langsam dazu, bis man im Sinne einer Sekundärprophylaxe zu einer vollen Unterstützung des Lebensstils und der Philosophie des Patienten kommt.

Wenn man, so wie ich, das Glück hat, in einem Team arbeiten zu dürfen, fließen hier in der täglichen Arbeit traditionelle Elemente Asiens und Europas zusammen und werden von der modernen Medizin unterstützt. Bezüglich Burnout haben wir unter den Patienten eine ähnliche Verteilung wie in der arbeitenden Bevölkerung. Hier geben 7% an, unter Burnout zu leiden, und 20% haben Schlafstörungen durch Stress. Solche Patienten suchen oft in der traditionellen Medizin nach Hilfe.

Ich werde den Ring, mit der Bewegung (A) beginnend, beschreiben, um über die Ernährung (B), die Umwelt (C) und das Segment Geist-Seele-Spiritualität (D) zur Naturmedizin (E) zu kommen.

A. Bewegung

Bewegung ist ein Bereich, welcher uns als Gesundheitsfaktor bereits seit tausenden von Jahren begleitet. Wir begegnen ausführlichen Beschreibungen bereits bei den Griechen, und dort wurde Bewegung auch als ein gesamt-gesellschaftlicher Gesundheitsfaktor institutionalisiert. Das Wort Gymnastik stammt aus dem Griechischen (Gymnos – nackt), weil die Gymnastik früher nackt ausgeführt wurde. Mittlerweile gab und gibt es Millionen von Fitness- und Bewegungscoaches und eine Mega-Industrie dahinter. Trotzdem gab es bis vor kurzem keine fundierten Studien über den Zusammenhang zwischen Bewegung und Krankheit. So hat vor ca. fünf Jahren der Wiener Internist, Physiologe und Sportmediziner Dr. Paul Haber[16] in Studien den Zusammenhang zwischen Muskeltraining und einzelnen Krebserkrankungen und weiter auch deren Sekundärprophylaxe durch Muskulatur aufgezeigt. Kurz danach haben deutsche Krebszentren ähnliche Ergebnisse in Studien darstellen können. Auch durch die

---

16 Medizinische Trainingslehre, Prof. Dr. Paul Haber

moderne Physiologie konnten Cytokine innerhalb und außerhalb der Zellen erstmals gemessen werden. Hier zeigten sich eine unglaubliche Menge an Cytokinen und Botenstoffen, sowie eine enge Kommunikation von Immun-, Muskel-, Nerven- und Gehirnzellen mittels dieser Botenstoffe. Die Zusammenhänge zwischen der Bewegung (Muskelmasse) und dem Burnout können in drei Bereichen aufgezeigt werden:
– Muskulatur und Entzündungsstatus
– Muskulatur und Immunsystem
– äußere und innere Haltung

Mittels Messung der Entzündung durch Cytokine IL-6 und TNF-alpha in Gehirn und Nervenzellen konnte nachgewiesen werden, dass beim Burnout erhöhte Entzündungslevel vorliegen. In Studien zur Bewegung hat man gesehen, wie diese den Spiegel an Entzündungsstoffen senken konnten.

Ein wichtiger Faktor ist auch der Gesamt-Entzündungsspiegel. Dieser wird natürlich auch durch Krankheitserreger angehoben. Es gibt nun klare Hinweise, dass eine regelmäßige Bewegung zu einer Stärkung des Immunsystems führt. Dieses wiederum kann Erreger besser eliminieren und dadurch den Spiegel der Entzündungen senken. Weiters dürfte ein starkes Immunsystem auch den Eindruck der geistigen Kraft vermitteln.

Es ist auch ein großer Unterschied, ob man im Rahmen eines Burnout oder einer Depression in typisch gebeugter

Haltung durchs Leben geht oder eine aufrechte Haltung zeigt. Diese über längere Zeit aufrecht zu erhalten, bedarf allerdings entsprechender Muskulatur. Die aufrechte Haltung lässt uns auch die Welt aus einem anderen Blickwinkel sehen, heller als bei gesenktem Blick, und gibt uns wieder das Gefühl der Kraft und Stärke.

Allgemein sehe ich in Zusammenhang mit Bewegung drei wichtige Aspekte: Muskeltraining, Ausdauer und Bewegung in der Natur. Bewegung in der Natur ist deshalb enorm wichtig, weil sie ein ganzheitliches Erlebnis mit starker Wirkung auf Geist und Seele darstellt. Gerade beim Burnout wäre dies empfehlenswert. Außerdem nehmen wir beim Einatmen von Waldluft und durch bloßfüßiges Gehen jede Menge

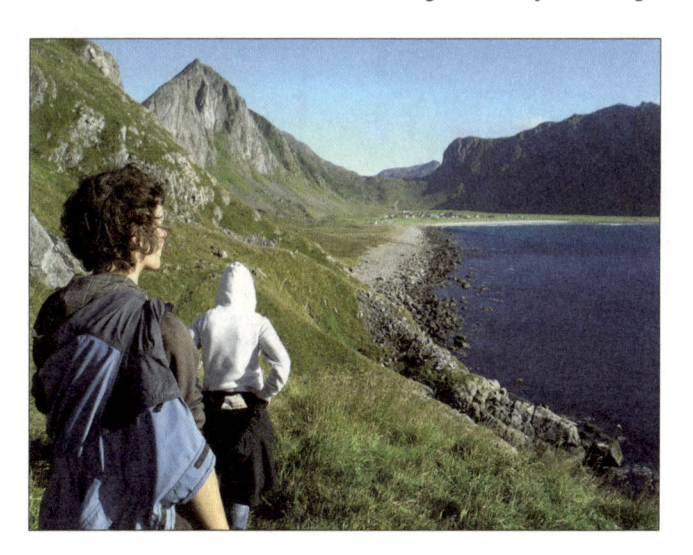

Antioxidantien auf, die wiederum entzündungshemmend und Immun-stimulierend wirken. Und Spazieren im Wald ist selbst bei schwerer Depression möglich.

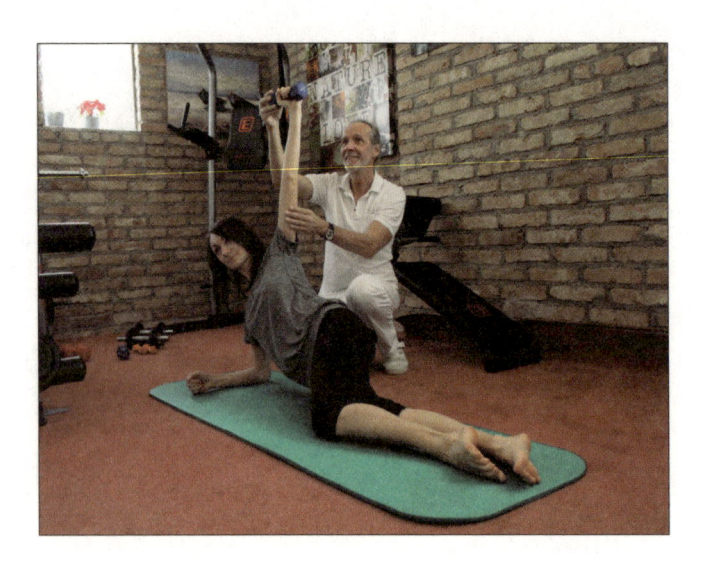

Ausdauertraining wie Radfahren oder Laufen ist schon mehr fordernd. Jedoch bekommt man bereits während der Ausdauerbewegung das Glücksgefühl in Form von Endorphinen zugeführt. Das Schwerste ist das Krafttraining. Hier muss sich jeder dazu motivieren, Energie herzugeben, obwohl sie/er ohnehin im Burnout ein Energiedefizit hat. Die Belohnung in Form eines Stärkegefühls tritt zeitversetzt erst ein paar Tage später ein. Erst durch länger dauerndes Krafttraining lernt man, dieses zeitversetzte Feedback für sich zu nutzen.

Weil die Selbstmotivation beim Krafttraining gerade im Burnout so schwer ist, empfehle ich ein spezielles medizinisches Muskelaufbautraining. In diesem 1:1 Coaching lernen die Patienten nur mit freien Gewichten und dem eigenen Körpergewicht zu trainieren, bis es nach der Talsohle der Depression wieder aufwärts geht und das Training alleine zu Hause fortgeführt werden kann.

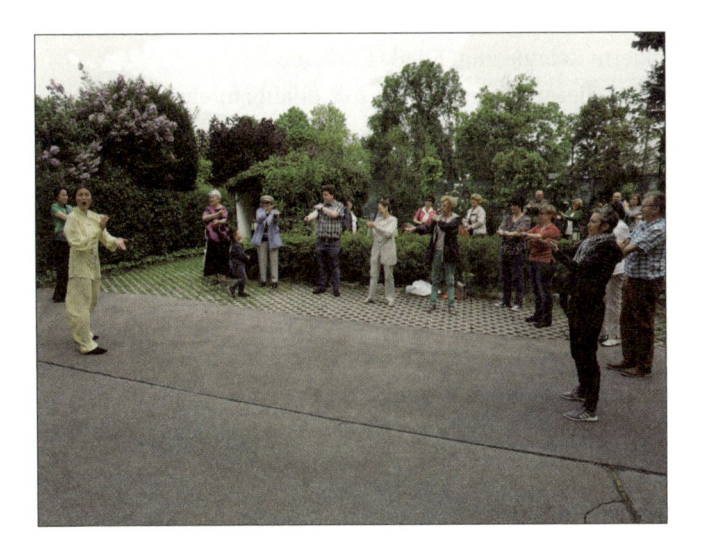

Ganz besonders erwähnen möchte ich im Zusammenhang mit dem Burnout auch meditative Bewegungsformen wie Tai Chi und Qi Gong; sanfte Bewegungsformen, die auch im ausgebrannten Zustand von den Patienten toleriert werden. Hier geht es um das Thema Lebensenergie. Wie schon beschrieben, definiert die TCM Burnout als einen Verlust von Lebensenergie. Die Frage ist nun, von wo können wir uns wieder Lebensenergie herholen? Tai Chi und Qi Gong sind ein Teil dieser Möglichkeiten, wo doch das chinesische Wort Qi Lebensenergie bedeutet.

Das Tai Chi kennzeichnet, philosophisch gesehen, den Ursprung der Dualität. Auch wenn es ein scheinbarer Gegensatz ist wie Licht und Schatten, so hat doch alles die eine Ursache, den einen Ursprung. Insofern und auf Grund der langsamen und fließenden Bewegung passt Tai Chi gut zu Burnout und Depression. Qi Gong wiederum soll die blockierte Energie zum Fließen bringen.

An dieser Stelle darf ich mir erlauben, einen Abstecher zum Thema Natur zu unternehmen. Natur zieht sich als wichtiger Faktor durch meine ganze Arbeit. Es ist für mich DAS zentrale Thema und nimmt für mich beim multifaktoriellen Burnout den größten Stellenwert ein. Clemens G. Arvay berichtet in seinem Buch „Der Biophilia Effekt"[17] über spannende Untersuchungen bezüglich der Auswirkungen Biosphäre Wald auf den Menschen. Die meisten Studien wurden in Japan durchgeführt (Prof. med. Qing Li, Tokyo) und das Shinrin-yoku (Waldbaden – Einatmen der Waldat-

---

17 Der Biophilia Effekt, Clemens G. Arvay

mosphäre) als begleitende therapeutische Methode anerkannt (Forest medicine). Es wurde herausgefunden, dass nach einem Tag Waldaufenthalt die natürlichen Killerzellen (Antikrebszellen) um 40% und nach zwei Tagen um 50% anstiegen, mit einem anhaltenden Effekt von 30 Tagen.

Das Adrenalin (erstes Stresshormon) sank bei Männern um 35%, bei Frauen um 75%, verglichen mit Personen bei einem Spaziergang in der Stadt, wo sich die Stresshormone nicht veränderten. Es kam zu einer Senkung des Blutdrucks und einer Steigerung von DHEA, und die Schlafstörungen nahmen ab. Bei einer weiteren japanischen Studie 2003 an 169 Probanden konnte man nach einem Aufenthalt im Wald eine signifikante Verringerung von Angst, Aggression und Erschöpfung feststellen. Es stellte sich mehr Klarheit bei denjenigen ein, die verwirrt und gedanklich belastet waren.

Natürlich hat ein Aufenthalt in der Natur Einfluss auf Psyche und Emotionen. Z.B. wird ein Mensch von der Natur nicht bewertet, sie/er darf so sein, wie sie/er ist. In der überfüllten Arbeitswelt wandelt sich die Umgebung langsam zu einer Bedrohung. Konträr dazu wird von der freien Natur Entspannung, Essen, Schönheit, Trinkwasser, frische Luft, Glitzern, also lauter positive Wirkungen signalisiert. Das führt oft zum Loslassen von eingefahrenen Ängsten und Kreisläufen und vermittelt Sicherheit. Stephen Kaplan hat in Studien feststellen können, dass uns gerichtete Aufmerksamkeit (Schule – Lernen, Beruf) ermüdet. In der Natur gibt es jedoch eine besondere Form der Aufmerksamkeit, die

Faszination. Dies passiert automatisch und dabei erholt sich die gerichtete Aufmerksamkeit. Die Menschen hatten nach solchen Faszinationserlebnissen mehr Freude an der Arbeit und konnten sich besser konzentrieren.

Für alle diese Effekte genügt es sogar, sich nur in der Natur/Wald aufzuhalten. Man musste keinen Sport betreiben. Und hier habe ich nur die Effekte auf Stress, Burnout und Depression beschrieben. Diese beschriebenen Effekte sind unter anderem auch der Grund dafür, dass wir Ärzte und Therapeuten für unsere Patienten Bergwanderungen und Kräuterwanderungen veranstalten sollten, bei denen die Patienten einen Bezug zu den Pflanzen, die ihnen Hilfe zur Überwindung ihrer Krankheit sein können, herstellen können.

B. Ernährung

Paracelsus sagte: Lass Nahrung deine Medizin sein. Ich stimme dem zu und möchte dies auf mehrere Ebenen der Ernährung umlegen.

Wir unterscheiden zwischen erstens der Art zu essen und zweitens den verschiedenen Lebensmitteln. Ich darf mit der Art, zu essen, beginnen. Ernährung ist eng mit Burnout verbunden. Im Rahmen von Stress wird auf gesunde Ernährung immer weniger Wert gelegt. Viele weichen auf Junk-Food als Kalorienlieferant aus, und zwischendurch dient oft Schokolade. Der Bezug zu Lebensmitteln tritt in den Hintergrund. Betrachtet man, was und wie Leute in Stressberufen essen, fragt man sich, ob nicht diese Art, zu essen, die Basis für eine verminderte Resilienz und damit Stress und Burnout darstellt. Das wäre dann die alte Frage, was war früher, Henne oder Ei? Jedenfalls bedeutet diese Art der Ernährung, zusammen mit Dauerstress, eine Abwärtsspirale für die Ganzheit Mensch. Später, im Stadium der ausgebrannten Person, bzw. der Depression, wenn die Betroffenen sich bereits im Krankenstand befinden, hätten sie genug Zeit, sich um gutes Essen zu kümmern. Jetzt fehlen aber die Energie und Motivation, um den Mehraufwand für gesunde Ernährung in Kauf zu nehmen. Jedenfalls ist Burnout in den meisten Fällen mit ungesunder Ernährung kombiniert.

Ein weiterer Aspekt ist die Information, die mit den Nahrungsmitteln zusammen transportiert wird. Rüdiger Dahlke beschreibt dies in seinem Buch „Peace Food"[18] ausführlich. Wenn wir fleischreiche Kost zu uns nehmen, essen wir damit die ganze Information eines qualvollen Lebens und qualvollen Todes, zusammen mit den Stresshormonen, die die Tiere bei der Schlachtung produzieren. Gerade beim Burnout und bei Depression wäre dies ein falscher Weg. Es gibt mittlerweile genug Studien, die zeigen, dass vegetarisch lebende Menschen im Durchschnitt friedlichere Menschen mit einer

---

18 Peace Food, Rüdiger Dahlke

höheren Empathie sind. Das Gleiche gilt auch für Tierprodukte wie Milch und Eier. Auch hier werden negative Informationen zusammen mit ungewünscht hohen Spiegeln an Wachstumshormonen in der Milch transportiert. Auch dies ist kontraproduktiv beim Burnout.

Als weiteren wichtigen Punkt gilt es zu berücksichtigen, ob wir konventionelle Nahrungsmittel oder biologische Lebensmittel zu uns nehmen. Wie schon im Kapitel 3 (moderne Medizin) beschrieben, scheinen Toxine zumindest zu einem erhöhten Entzündungsspiegel in den Nervenzellen beizutragen. Sicher führen sie aber zu epigenetischen Veränderungen. Wenn also konventionelle Nahrung mit den darin angereicherten Chemikalien (Toxinen) ihren Beitrag zu eben den Zivilisationserkrankungen wie Diabetes, Übergewicht, Cholesterin, Burnout, Depression uva. liefert, sollten wir im Burnout unbedingt diese Zufuhr stoppen und auf biologische Lebensmittel umsteigen. Vielleicht spielt auch der Umstand, dass wir unsere eigene Kost mit Chemie versetzen, zu einer geistigen Zerrissenheit, die sich wiederum im Burnout spiegelt.

Neue Studien konnten zeigen, dass biologisches Gemüse ca. 30–40% höhere Spiegel an Antioxidantien, Mineralstoffen und Vitaminen und gleichzeitig deutlich weniger Schwermetalle, verglichen mit konventionellem Anbau, enthalten. Auch konnte nachgewiesen werden, dass biologische Lebensmittel wirklich frei von schädlichen Chemikalien sind.

Ein weiterer Umstand, wie rein die Lebensmittel in unserem Magen ankommen, ist die Art der Zubereitung. Gesichert ist, dass bei großer Hitze wie dem Backen (z.B. Pommes Frites) und dem Braten (in Öl in der Pfanne) viele wertvolle Pflanzenwirkstoffe verloren gehen. Daher gilt grundsätzlich, dass, je naturbelassener und möglichst unverändert ein Lebensmittel ist, desto höher der Gehalt an wirksamen Substanzen. Ich empfehle daher täglich einen kleinen Rohkostteller mit einer bunten Mischung an saisonalem Gemüse zusätzlich zum täglichen Obst. Wenn die Lebensmittel weiter verarbeitet werden, dann ist dünsten eine schonende Zubereitungsart. Grundsätzlich sollte der Großteil der Nahrung auf nicht mehr als 100° erhitzt werden. Wenn in der Pfanne gebraten wird, empfehle ich Kokosöl, oder auch natürliches Olivenöl. Bei vielen anderen Ölsorten entstehen Transfettsäuren, die wiederum als Toxine fungieren.

Neben dem Umstand, dass gerade beim Burnout und bei der Depression eine allgemein vollwertige Ernährung empfehlenswert ist, würde ich gerne auf ein paar Nahrungsmittel besonderen Wert legen. Diese können dazu beitragen, dass Transmittersubstanzen, die normalerweise bei diesen Erkrankungen erniedrigt sind, wieder zu erhöhen. Es ist dies Glutamat zur Anhebung von GABA und L-Tryptophan zur Anhebung von Serotonin. Ersteres findet man in Walnüssen, Weizenvollkornmehl und Erbsen, zweites in Brennnessel, Walnüssen, Pflaumen, Tomaten und vielen weiteren Gemüsearten.

Da sich immer weniger Menschen in den reichen Industrienationen in einem ausreichenden Zeitausmaß im Freien aufhalten, leiden wir immer mehr unter einem Vitamin D Mangel. Dieser Mangel wird in letzter Zeit auch mit Zivilisationserkrankungen in Verbindung gebracht. Hier rate ich, öfter Shitake und Steinpilze zu essen. Noch wichtiger wäre viermal wöchentlich ein 20 minütiges Sonnenbad. Auch Lichttherapie im Allgemeinen hat sich bei Depressionen bewährt.

Um den Entzündungslevel intrazellulär zu senken, empfehle ich, nach dem Kochen noch etwas Leinöl (hoher Gehalt an Omega 3 Fettsäuren) auf das Essen zu gießen. Als tägliches Getränk hat auch grüner Tee einen guten Effekt. Eine gute reparierende Wirkung auf epigenetische Veränderungen wird auch den Gewürzen Chili und Curcuma attestiert. Im nächsten Kapitel über die Toxine werde ich noch etwas über die Nahrung als Entgiftung schreiben.

Es gibt auch Gewürze, die die Nebennierenrinde (die im Burnout ausbrennt) stimulieren, wie Süßholzwurzel, Maca, Ingwer und Ginseng. Allerdings würde ich dabei vorsichtig sein, denn kurz vor dem Ausbrennen könnte sich das für die Nebennierenrinde als zu große Belastung herausstellen. Besser wäre es, diese Wurzeln dann zu verabreichen, wenn beim Burnout die Talsohle bereits durchschritten ist, also in der Phase der Depression, und hier mit geringer Dosis beginnend. Das gilt besonders auch insofern, als z.B. die Maca-Wurzel auch ohne Burnout bei Depression eingesetzt wird, wie übrigens Ginseng auch.

Man kann also sehen, dass wir mit der Ernährung einen großen Einfluss auf die Erkrankung bzw. deren Verhinderung haben. Und so wird der Satz von Paracelsus „lass Nahrung deine Medizin sein" verständlicher.

C. Umwelt

Belastungen

Im Rahmen der multifaktoriellen Genese des Burnouts, wie ich oben schon beschrieben habe, spielen auch Toxine eine Rolle. Die Entzündungsparameter Interleukin 6 und der Tumor-Nekrose-Faktor Alpha sind intrazellulär erhöht zu finden, und wie schon erwähnt, sehen die deutschen Mediziner auch Umweltfaktoren als Mitverursacher für diese chronische Entzündung *(Silent Inflammation)*. Diese führt nun dazu, dass die Nervenzellen über keine Reserve mehr verfügen, um in Stresssituationen gegenzusteuern, und so dreht sich die Abwärtsspirale Richtung Ausbrennen und Depression. Toxine haben also zweierlei Auswirkungen auf den Menschen, erstens direkt als Entzündungsauslöser und zweitens als Verursacher von epigenetischen Veränderungen. Letztere fungieren dann wiederum als Verursacher von Zivilisationserkrankungen wie Diabetes und Krebs, Depression, Alzheimer und viele mehr.

Ein weiterer wichtiger Aspekt im Hinblick auf Toxine und Burnout findet sich in dem Umstand, dass jede Rehabilitation einer Krankheit mit einem gesunden und starken Immunsystem schneller und gründlicher abläuft. So erscheint es mir sehr wichtig, das Immunsystem von seiner Aufgabe, sich um die Beseitigung von Toxinen kümmern zu müssen, zu entlasten. Dies passiert, indem wir durch bestimmte Maßnahmen Toxine aus dem Körper ausschleusen. Entgiftung sollte also bei jeder Erkrankung eine große Rolle spielen, ebenso wie in der Rehabilitation und als Sekundärprophylaxe.

Wenn wir uns das riesige Gebiet der Umweltverschmutzung und damit auch die Verschmutzung des menschlichen Körpers näher ansehen, stellen wir fest, dass wir zur Verbesserung der Situation im Hinblick auf den Menschen zwei große Ziele verfolgen sollten: erstens die Reduktion der täglichen Gesamtverschmutzung, und zweitens die Entgiftung der Toxine, die sich bereits im Körper befinden.

Im Rahmen der Reduktion sollten wir uns vor Augen halten, auf welch vielfältige Art wir heute verschmutzt werden, und ich habe folgende wichtigste Gebiete zusammengefasst: Strahlung, Luftverschmutzung, Chemikalien, Lärm, Licht, Information.

Strahlung
Hier ist der Zusammenhang zwischen dem Umfang der Handynutzung und Krebserkrankungen bereits nachgewiesen. Wissenschaftler der Universität Bordeaux konnten eine

erhöhte Gehirntumorrate bei mehr als 15 Stunden Handynutzung feststellen. Und die Jacobs Universität zeigt, dass Mobilfunkfelder die Ausbreitung von Tumoren (z.B. Lunge, Leber) fördern. Auch ein Einfluss von Handys auf Melanome wurde von einer deutschen Gruppe gemeldet. Besonders die nicht-thermischen Effekte von Mikrowellen, die von Handys auf menschliches Gewebe ausgesendet werden, ist Gegenstand von Untersuchungen.

Erschreckenderweise gibt es zum Thema Handy und Gesundheit nur wenige gute Studien. Die wenigen Studien zeigen jedoch eine Auswirkung von Handystrahlung und auch WiFi auf menschliche Zellen. Und gerade bei Krankheiten wie Burnout, Alzheimer und Depression ist aus meiner Sicht größte Vorsicht angezeigt. Ein weiterer Faktor, der bei der Handynutzung eine Rolle spielt, ist der der Distraktion. Benutzer von Mobiltelefonen verlieren ihre Kommunikation mit der Umwelt, mit Menschen und Natur. Der Blick ist auf das Handy gerichtet, und die zwischenmenschliche Kommunikation erlischt. Auch der heilende Effekt beim Anblick von Natur wird unterbunden.

Daher lautet meine Empfehlung, das Handy nur 3x täglich für je 20 Minuten einzuschalten, in der Nacht auszuschalten und es nicht für Internet-Recherchen zu nutzen. Das hätte auch einen positiven Effekt auf die Schnelllebigkeit unserer Zeit. Weiters sollten alle Bildschirme wie PC und Fernseher auf ein Minimum reduziert, kein WiFi verwendet und die Nähe von Handymasten gemieden werden.

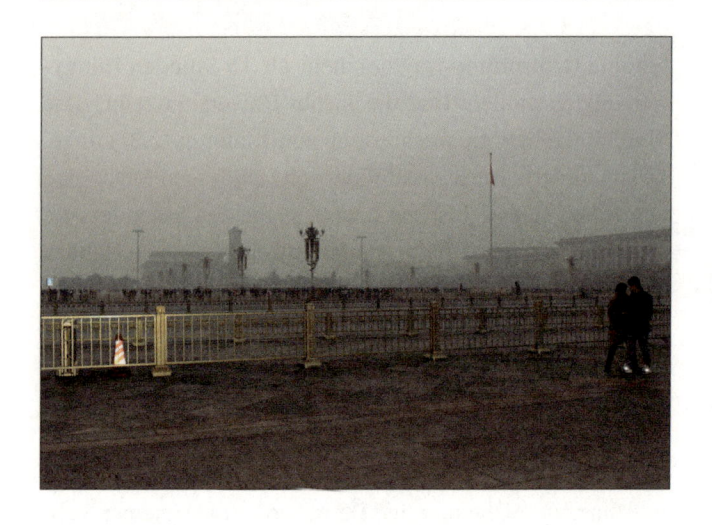

Luftverschmutzung

Mittlerweile gilt es als gesichert, dass Mikrofeinstaub, besonders aus dem Verkehr, als Ursache für viele Millionen Tote weltweit gilt. Er verursacht nicht nur Krebserkrankungen, sondern ist mitverantwortlich für auch andere Zivilisationserkrankungen, wie z.B. Diabetes. Weiters wurde der Zusammenhang mit dem Abbau von weißer Gehirnsubstanz und kognitiver Leistungen nachgewiesen. Nachdem nach neuesten Messungen der Mikrofeinstaub an stark befahrenen Straßen sehr hoch ist, aber nach zwei, drei Quergassen davon entfernt deutlich abnimmt, empfehle ich beim Burnout unbedingt sowohl den Arbeitsplatz als auch die Wohnung in verkehrsarmen Gegenden zu wählen. Zusätzlich wäre es gut, jede mögliche Minute an Freizeit in Wald- oder Bergluft zu verbringen.

Ein weiterer Aspekt der Luftverschmutzung besteht darin, dass der Gestank einer Großstadt andere, uns wohltuende Gerüche überdeckt. Ich erinnere nur an eine Wirkung des Lavendels; Lavendel klärt den Geist. So denke ich, dass, wenn wir einen Teil des Verkehrs aus der Stadt brächten und dafür in der Stadt Lavendel anbauten, wir wegen dieser Wirkung weniger Burnout hätten.

Chemikalien

Den Zusammenhang zwischen Burnout und Depression einerseits und Chemikalien andererseits habe ich bereits ausgeführt. Nun gilt es, diese im täglichen Leben zu reduzieren. Das geht natürlich nicht von heute auf morgen, aber jede Reise beginnt mit dem ersten Schritt. Alles, das mit uns in Berührung kommt, sollte auf Chemikalien angedacht werden: das Essen, Zahnpaste, Haarshampoo, Duschgel, Cremen, Waschmittel, Bettwäsche, Kleidung, Matratze, Innenanstrich, Möbel und vieles mehr. Auch eine Reduktion von Plastik und Aluminium wäre wichtig. Im Plastik haben wir Chemikalien, die Östrogen imitieren; sie werden hormonelle Disruptoren genannt. Dadurch kommt es zu einem Östrogenüberschuss und einer langsamen gesellschaftlichen Verwirrung, von den direkten Erkrankungen ganz abgesehen. Aluminium wiederum hat ein Naheverhältnis zum Gehirn, was wiederum in die Überlegungen des Burnouts einfließen sollte. Und wenn es irgendwie geht, sollten Medikamente vermieden, bzw. nur in Notfällen eingenommen werden. Ein Medikament ist immer eine einzelne Substanz, entweder aus einer Pflanze oder meist synthetisch hergestellt. Dies widerspricht der Natürlichkeit des Menschen, der es gewohnt ist, komplexe Lebensmittel zu sich zu nehmen. Stattdessen empfehle ich Heilpflanzen (hier haben wir statt einer Substanz die Harmonie der gesamten Stoffe einer Pflanze) und traditionelle medizinische Methoden.

Lärm
Auch hier gibt es seit langem Studien und Fallberichte über den Zusammenhang zwischen depressiven Reaktionen (das wäre die medizinische Diagnose für Burnout) und Lärm. Ruhiges Wohnen und ein leiser Arbeitsplatz wäre beim Burnout dringend notwendig.

Licht
Die Lichtverschmutzung hat dazu geführt, dass der Tag-Nacht-Unterschied verwässert wurde, aber auch der Mondrhythmus in der Stadt kaum mehr wahrgenommen wird. Der Unterschied zwischen dem Licht bei Nacht auf einem Berg und in einer Stadt beträgt den Faktor 1.500! Dunkelheit ist aber wichtig, nicht nur für den regenerativen Schlaf an sich, sondern auch für das Schlafhormon Melatonin. Dies wird aus dem Serotonin gebildet, welches wiederum beim

Burnout in der Regel erniedrigt und unter anderem für ein ausgewogenes Gemüt verantwortlich ist. Die Schlaftiefe ist für die Aktivitäten des Vagus (autonomer Nerv-Parasympathikus) verantwortlich. Und der Vagus wiederum wirkt als Antistressfaktor und entzündungshemmend; beides Eigenschaften mit höchster Wichtigkeit beim Burnout.

Meine Empfehlung beim Burnout ist daher, für wirkliche Finsternis im Schlafraum zu sorgen. In heller Umgebung sind wir vorwiegend außenorientiert. Im Finsteren sind wir, wie blinde Menschen, zur Innensicht und Sensitivität gezwungen. Das eröffnet uns auch die Chance, mögliche Ursachen unseres Burnouts besser zu reflektieren.

Information

Das ist einer der wichtigsten Punkte in Bezug auf Burnout und Depression. Denn zusätzlich zu den Strahlen der elektronischen Medien werden unsere Nervenzellen auch mit Information überladen. Diese passiert mittlerweile über negative Schlagzeilen im Sekundentakt (Newsflash) und bleibt so ohne jede Chance auf persönliche Reflexion im Schwingungs-Speichergerüst des Nervensystems hängen. Meine Empfehlung ist es, möglichst nur hochwertige Magazine und weniger Tageszeitungen zu lesen, keine Newsflashes aufzunehmen, nur vertrauenswürdige und spezifische Informationen zu sammeln und großteils nur Nachrichten, die einen direkten Einfluss auf mein Leben haben, zu reflektieren.

Alle diese Maßnahmen könnten zu einer dramatischen

Reduktion der Informationsverschmutzung führen, und die daraus für die Gehirnzellen freiwerdende Energie könnte besser für die Überwindung des Burnouts genutzt werden. Wir müssen aber gewahr sein, dass diese Informationsflut oft zu einer Form von Sucht aufgelaufen ist, und es bei deren Abstellen zu Entzugserscheinungen kommen könnte. Hier empfiehlt es sich, über diese Art der Selbstbetäubung nachzudenken. Was ist es, das ich betäuben möchte, was möchte ich nicht spüren?

Entgiftung

Der zweite wichtige Teil zum Thema Toxine ist die Entgiftung. Es ist wichtig, die Toxine, die sich im Körper angesammelt haben, auszuleiten, um die Körperenergie besser für die Überwindung von Burnout nutzen zu können. Und auch hier halten wir uns ganz eng an die Natur. Diesbezüglich gibt es mehrere Ansätze. Wir arbeiten direkt entgiftend, indirekt über die Kräftigung der Leber als Entgiftungsorgan, und ausleitend unter Unterstützung der Niere.

Die direkte Entgiftung sollte eigentlich ein Prozess, der uns kontinuierlich das ganze Leben begleitet, und eine Kombination aus entgiftender Nahrung und Heilpflanzen sein. Früher waren dafür die Bäuerinnen zuständig, die damit für die Gesundheit der Familien sorgten. Es wäre auch wichtig, nicht eine Form der Entgiftung alleine über die Jahre anzuwenden, sondern dies in einem Rhythmus von zwei bis drei Monaten immer abzuwechseln.

Die häufigste Form der Entgiftung in unserem Team ist die Wurzelkochung. Sie besteht aus vier Wurzeln: Liebstöckel, Klette, Berberitze und Engelwurz. Wir empfehlen eine einstündige Kochung abends, über Nacht stehen lassen, in der Früh abseihen und tagsüber verteilt trinken. Die Wurzeln sind zugleich sehr bitter, und Bitterstoffe vertreiben pathogene Parasiten aus dem Darm. Zugleich wirken Bitterstoffe in der Regel Magen-tonisierend und Leber-kräftigend. Die Wurzeln sollten von den Bauern biologisch angebaut werden. Das Feedback der Patienten ist sehr positiv. Sensitive Patienten berichten, dass sie sofort den heilsamen Effekt spüren können. Wie empfehlen nach zwei Monaten auf eine andere Form der Entgiftung umzusteigen, z.B. Chlorella Süßwasser-Algen und danach eine Kur mit Heilerde, um zusätzlich zur Entgiftung die Mineralstoffdepots des Körpers wieder aufzufüllen.

Bei Patienten in der Erschöpfungsphase des Burnouts würde ich nicht mit der Wurzelkochung beginnen, sondern z.B. mit Heilerde, weil diese mehr gibt als ausscheidet. Erst wenn sich der Zustand zu bessern beginnt, kann man auf die Wurzeln umsteigen. Bei Verdacht auf eine Aluminium-Intoxikation in Zusammenhang mit Burnout empfiehlt Dr. Klinghardt, ein bekannter deutscher Alternativmediziner, der in Seattle (USA) eine große Praxis mit Forschung betreibt, eine dreimonatige Kur mit einem Tee aus Koriander und Schachtelhalm. Interessant ist in diesem Zusammenhang auch das bittere Kreuzblümchen. Dieses nahmen früher die Minenarbeiter, um Schwermetalle zu entgiften. Man kann dieses frisch pflücken und gleich essen bzw. Urtinkturen daraus zur Entgiftung heranziehen.

Von Seiten der Ernährung empfehlen wir verschiedene Lebensmittel, die auch der Entgiftung und Bekämpfung von pathogenen Keimen dienen, wie Knoblauch, Kapuzinerkresse, Johanniskraut und Gundelrebe. Leicht entgiftende Gemüse könnten dem Körper in Form von Smoothies angeboten werden: Grünkohl, Spinat, Giersch, Brennnessel, dazu Moringa-, Maca-, Weizengrassaft und Spirulina, weiters ein Esslöffel Kokosöl und eingeweichte Chiasamen. Auch sind Brokkoli, Fenchel, Wurzelgemüse, Gojibeeren und alle Arten von Sprossen empfehlenswert.

D. Geist – Seele – Spiritualität

Gerade beim Burnout, das ja eher dem mentalen Bereich zugeordnet wird, ist dieser Sektor wahrscheinlich der wichtigste der fünf Segmente unseres Rings der Prävention. Ich könnte es mir leicht machen und nur einen Satz des von mir hochgeschätzten Paracelsus zitieren, der alles aussagt: Wir sind gesund, wenn die Zunge in Resonanz mit dem Herzen ist. Oder der Psychologe LeShan: Die Melodie des eigenen

Lebens finden[19]. Oder der Satz, der für mich zum Kernsatz geworden ist: Was will von mir gelebt werden?

In meinen Augen hat Paracelsus damit die vollkommene Verschmelzung des Menschen mit der Natur ausgedrückt. Denn neben der uns umgebenden Natur gibt es auch die Natur unserer Seele. Und wenn unser Geist die Natur der Seele erkannt hat, ist die Zunge mit dem Herzen in Resonanz. Die Natur und die Menschenseele sind unsere Lehrmeister, und je mehr wir uns ihnen annähern, desto gesünder sind wir. Anders ausgedrückt, ist unsere Seele mit unserem Körper und der umgebenden Natur untrennbar verbunden; sie sind sogar eins. Und uns in diesem Kontext zu finden, unsere uns vorgegebene Aufgabe oder unseren Traum zu erkennen und letztlich zu leben, könnte der Sinn unseres persönlichen Lebens sein.

Ich möchte aber noch tiefer in dieses mir sehr wichtige Thema einsteigen. Bei meinen Beratungen von Patienten mit Burnout und Depression, die auch philosophische Inhalte aus Asien und dem Schamanismus beinhalten, komme ich immer wieder auf drei Faktoren. Dies sind der natürliche Lebenszyklus, die Selbstfindung in den Lebensprinzipien und die Überwindung von Krisen durch Selbstaufgabe in dem, was von uns gelebt werden will. Nach Darstellung dieser drei Bereiche darf ich auch Behandlungsmöglichkeiten bzw. Aktivitäten, die unmittelbar daraus resultieren, beschreiben.

---

19 Die Melodie des eigenen Lebens finden, Lawrence LeShan

Den natürlichen Lebenszyklus in den fünf Elementen habe ich stichwortartig bereits im Kapitel TEM dargestellt. Ich darf vielleicht meine persönlichen Erfahrungen anhängen, die ich bei Beratungen von Patienten und bei Vorträgen erleben durfte. Durch den Umstand, dass wir die Verbindung zur Natur bereits verloren haben, wissen wir nicht mehr, welche Emotionen, welche Reaktionen und welche unsere Handlungen völlig natürlich und normal sind, und welche als Warnzeichen für eine Dysbalance zu sehen sind. Das gibt uns ein Gefühl der Unsicherheit und Ratlosigkeit bis hin zur Zerrissenheit und Ziellosigkeit.

Wenn ich nun meinen Patienten einen natürlichen Lebenszyklus in den fünf Elementen mit den dazugehörigen Emotionen und Sehnsüchten beschreibe, sehe ich oft Tränen in den Augen. Wenn ich dann frage, was sie denn so berührt habe, antworten die meisten, dass sie sich selbst in der Beschreibung des natürlichen Zyklus wiedergefunden haben und sich die Orientierung wieder einstellte. Ein junger Mann hat z.B. erfahren, dass alle Ängste und Sorgen, die ihn in seinem Lebensabschnitt quälen, völlig natürlich und normal sind. Das befreite ihn in der Sekunde von dieser Last, und er hat die Bewältigung der Aufgaben dieses seines Lebensabschnittes nur mehr als Herausforderung erlebt, um danach in den nächsten Lebensabschnitt eintreten zu können.

Wichtig wäre an dieser Stelle zu bedenken, dass solch eine Beratung nicht bei jedem Patienten in jeder schwierigen Situation ihres/seines Lebens möglich ist. Daher ist die wichtigste Aufgabe die Anbindung an die Natur, um aus dieser die Weisheit für das Leben zu gewinnen, worauf ich später noch genauer eingehen werde. Aus diesem selbst erfahrenen Wissen entwickeln die Patienten langsam wieder ein Gefühl für Natürlichkeit und Orientierung und sollten danach die wichtigsten Fragen im Leben wieder selbst beantworten können; oder noch wichtiger, wieder die volle Eigenverantwortung für ihr Tun übernehmen können, und das mit einem guten Gefühl im Bauch.

Der nächste wichtige Punkt in den Beratungen zum Segment Geist-Seele-Spiritualität sind die Lebensprinzipien. Auch diese habe ich im Kapitel TEM schon angeschnitten. Ich möchte nur zusätzlich auf die gesellschaftliche Problematik dieser Lebensprinzipien (entspricht den griechischen Archetypen vom Menschen und stellt meine Individualität dar) eingehen. Wir sind als menschliche Wesen auf unser soziales Umfeld angewiesen, siehe die Waisenkinderversuche von Friedrich II um 1200 n.Chr. Und scheinbar ist unser ganzes Leben eine Gratwanderung zwischen Egoismus und Altruismus, wie auch Michael Laitman in seinem Buch „Vom Chaos zur Harmonie"[20] beschreibt. Es geht darin um die Lösung der globalen Krise entsprechend der Ideen der Kabbala. Auch die Kabbala ist eine der uralten Philosophien, die die natürliche Entwicklung der Menschheit beschreiben

---

20 Vom Chaos zur Harmonie, Michael Laitman

und in der wir Antworten zu unseren großen derzeitigen Problemen erahnen können. Den kleinen Kindern wird in der Sandkiste bereits Altruismus gepredigt, während ihnen die Eltern einen aus ihrer Sicht notwendigen Egoismus vorleben. Hier fehlt der natürliche Zugang im Rahmen der Lebenszyklen, in welchem wir sehr wohl unsere Individualität und unsere besonderen persönlichen Qualitäten entdecken lernen, die wir dann in altruistischer Weise der Gemeinschaft zur Verfügung stellen können.

Darum stimme ich mit Rüdiger Dahlke überein, dass es wichtig für uns ist, unsere individuellen Lebensprinzipien zu kennen. Wenn ich das nicht weiß, passiert es meistens, dass ich an einem Lebenspunkt ankomme, der weit von meinen Lebensprinzipien entfernt ist. Das führt zur Zerrissenheit und Ziellosigkeit. Hier spüre ich auch die Verbindung zum Burnout, wo die Patienten genau solche Gefühle beschreiben. Auf der anderen Seite entspricht es nicht dem Sehnen einer Gemeinschaft nach Frieden und positiver Weiterentwicklung, wenn ihre einzelnen Mitglieder immer noch ihrem persönlichen Egoismus nachlaufen. Und hier lässt sich bereits erkennen, dass die unterschiedlichen Phasen des Lebens unterschiedliche Anforderungen an unseren egozentrierten und unseren altruistischen Teil haben. So wie im Schamanismus auch die Vision Quest in der Jugend stattfand, sollten die Jugendlichen heute eine Klarheit über ihre persönlichen Stärken bzw. Lebensprinzipien erlangen. Im Verlaufe des weiteren Lebens werden diese meine persönlichen Prinzipien immer mehr in die Gemeinschaft einfließen und ihr in altruistischer Weise zur Verfügung gestellt. Und gegen Ende unseres Lebens lernen wir, immer mehr der verschiedenen Archetypen in uns zu vereinen. Mit dieser erlangten Weisheit können wir dann die Individuen in der Gemeinschaft besser verstehen und sie als Älteste der Gesellschaft in eine bessere Zukunft führen.

Das Wissen über diese Gratwanderung zwischen Egoismus und Altruismus, oder, wie Plotkin es formuliert, zwischen egozentriert und seelenzentriert, oder, wie Jiddu Krishnamurti meint, zwischen Denken und Nichtdenken, nimmt Stress aus unserem Leben und kann so Burnout verhindern. Mit diesem Wissen erhöhen wir unsere Resilienz und sind belastbarer; nicht um nachher an dem Gleichen noch mehr weiterzuarbeiten, sondern um die „Melodie unseres Lebens" zu finden und zu leben, wie der Psychologe Lawrence LeShan es formuliert. Sehr oft hört man von Seiten der Psychologie, die Patienten sollen mehr auf sich schauen, nein sagen zu lernen und mehr ihrem Ego folgen. Das alleine wäre aber für mich der falsche Weg.

Und damit komme ich zu einem Punkt, der sich auch aus der Traditionellen Europäischen Medizin entwickelt hat, der Psychologie. Hier möchte ich mich auf jemanden beziehen, der für mich mehr Philosoph als Psychologe war, Viktor Frankl[21]. Frankl hat während des zweiten Weltkrieges vier

---

21 Der Mensch vor der Frage nach dem Sinn, Viktor Frankl

Konzentrationslager überlebt und sich danach intensiv mit der Frage nach dem Sinn des Lebens auseinandergesetzt. Er versuchte herauszufinden, warum manche Menschen, wie Selbstmord-Gefährdete und Depressive, ihren Sinn im Leben verloren haben und wie sie letztlich ihre Krise meisterten.

Er formuliert es so: „Meine Augen können mich selbst nicht sehen, alles was mich definiert, ist außerhalb von mir. Es macht daher Sinn, sich selbst hinter sich zu lassen, den Sinn in einer Sache zu finden und darin aufzugehen." Und genau das beschrieb die Mehrheit der betroffenen Patienten. Ihre größte Hilfe fanden sie am Tiefpunkt ihrer Krise, wenn sie in einer Sache aufgehen konnten. Frankl meint weiter, dass im Gegensatz zum Menschen früherer Zeiten, ihm heute keine Traditionen und Werte mehr sagen, was er tun soll. Im „Nicht-zu-Wissen", was er tun muss oder tun soll, scheint er nicht mehr zu wissen, was er tun will. Was passiert daraufhin? Entweder er will nur tun, was die anderen tun, dann sprechen wir von Konformismus. Oder er will nur tun, was die anderen wollen, wo wir beim Totalitarismus wären. Dieses existenzielle Vakuum sei am meisten in der jungen Generation ausgeprägt und führt letztlich zur massenneurotischen Trias: Addiction, Aggression und Depression (bzw. Burnout).

Einen Sinn im Leben zu finden, kann nun aus diesem Vakuum herausführen. Dieser Sinn definiert sich laut Frankl in der Möglichkeit, vor dem Hintergrund der Wirklichkeit in diesem einzigartigen Moment, der gleich wieder dahin ist, etwas zu tun. Es ist dies an die Einzigartigkeit des Augenblicks und darüber hinaus an die Einzigartigkeit jeder einzelnen Person gebunden. Das erinnert mich an die Aussage einer Helferin bei der Caritas in der aktuellen Flüchtlingskrise: „Mein Horizont endet hinter dem nächsten Hilfsbedürftigen." Diese Frau findet in der unmittelbaren und aus dem Herzen kommenden Reaktion ihren persönlichen Sinn. Und dieser Sinn ist immer altruistisch. Wehe unserer Gesellschaft, wenn wir aus langfristigem Kalkül Menschen vor unserer Türe die Hilfe verweigern. Das wäre sicher kein Entwicklungssprung für die Menschheit, sondern eine Rückentwicklung hin zum Egoismus.

Sinn ist daher immer etwas Einzigartiges im Gegensatz zu den Werten, die konstant an die Kultur gebunden sind. Wenn auch die tradierten Werte verschwinden, bleibt noch immer der momentane und einzigartige Sinn, und dieses Sinnesorgan ist das Gewissen. Frankl schließt: Es gibt keine Situation, in der man nicht durch persönliche Freiheit noch einen Sinn finden könne. Und diese Sinnfindung ist komplett unabhängig von sozialen, religiösen und kulturellen Voraussetzungen. Diese Erkenntnis von Frankl ist eine schöne Botschaft für Burnout-Patienten, wieder zu einer Orientierung zu finden.

Das „sich selbst hinter sich zu lassen" ist auch die Interpretation der Kabbala durch Michael Laitman, der sich so die Entwicklung der Gesellschaft zum Altruismus vorstellt. Auch

Hans Peter Dürr[22], Quantenphysiker und Philosoph, spricht vom Advaita, der Adualität oder der Nicht-Auftrennbarkeit, eben der Verbundenheit der Menschen untereinander und mit der Natur. Und auch sagt er ein schönes Wort für Leute, die mit Burnout in der Krise stecken: Lebendigkeit ist am größten in instabilen Systemen; wenn ich unsicher bin, bin ich am kreativsten und kann mich in eine neue Dimension erheben.

Abschließend zum Segment Geist-Seele-Spiritualität möchte ich noch die Methoden anführen, die ich empfehle, um Burnout-Patienten aus solchen Krisen zu helfen. Jiddu Krishnamurti beschreibt, dass alleine der Wunsch, durch Training zu einem geistig-seelisch anderen Menschen werden zu wollen, einen Konflikt darstellt und uns wahrscheinlich scheitern lässt. Daher können Veränderungen nur von Blitz-Erkenntnissen oder Blitz-Erleuchtungen bewirkt werden. Weiters definiert er Mensch-Sein als Begegnung mit anderen Menschen und unmittelbare Reaktion daraus. Daher ist neben der Therapie und der Schaffung eines Kontakts der Betroffenen mit der Natur die wichtigste Maßnahme das Gespräch. Solche Gespräche sollten in etwa eine Stunde dauern und in einem gewissen Rhythmus wiederholt werden. Der Hauptfokus liegt im Spannungsfeld zwischen der persönlichen Philosophie der/des Betroffenen und der Philosophie der Gemeinschaft, obwohl natürlich auch die an-

---

22 Wir erleben mehr als wir begreifen, Hans Peter Dürr

deren Segmente des Rings der Prävention bearbeitet werden sollen. Bei diesen Sitzungen empfehle ich den Patienten, möglichst ohne viel Denken darauf zu achten, bei welchen Themen etwas bei ihnen ins Schwingen kommt. Damit kann man das Trainieren verhindern, und Erkenntnis trifft dann die unter Burnout Leidenden wie ein Blitz.

Der nächste Schritt wäre dann die unmittelbare Reaktion darauf, also das Leben im Hier und Jetzt. Langfristig aber ist das höchste Ziel, Weisheit zu vermitteln. Und diese sollte laut Paracelsus über das Verstehen der Wachstums- und Todesprozesse der Natur erfolgen, denn nach den gleichen Mustern existiert der Mensch. Olaf Rippe erklärt die Sichtweise von Paracelsus: „Um dieses Bewusstsein (Weisheit) zu entwickeln, muss man lernen, welche Gesetze das Unsichtbare bestimmen. Man muss die höheren Welten erkennen, um über den Zwiespalt der Seele erhaben zu sein. Nur im seelischen Morast zu wühlen, ist also nicht genug. Wenn Psychotherapie nicht zu einer Erkenntnis höherer Welten führt, ist sie ebenfalls nur eine Krücke und nicht viel besser als Psychopharmaka. Vielleicht kann man das eine oder andere besser begreifen und auch sein Verhalten ändern, das Unsichtbare versteht man auf diese Weise aber nicht, und Rückfälle sind vorprogrammiert."

Deshalb empfehle ich neben den Beratungsgesprächen „Philosophie zur Gesundheit" auch einen Schaugarten für Heilpflanzen, in dem man einen ganzjährigen Bezug zu

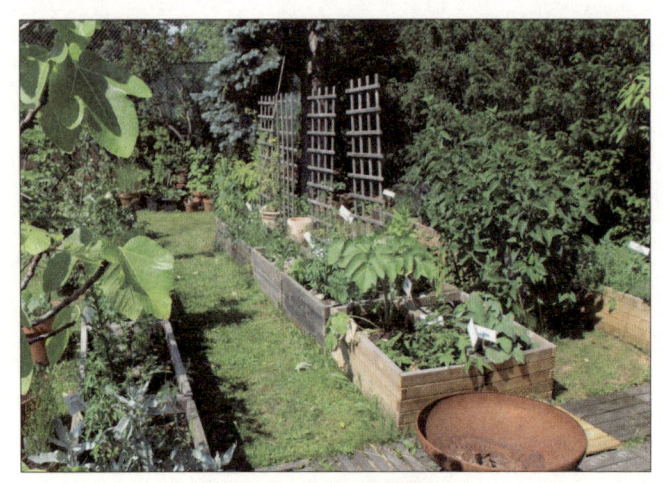

Schaugarten für Heilpflanzen

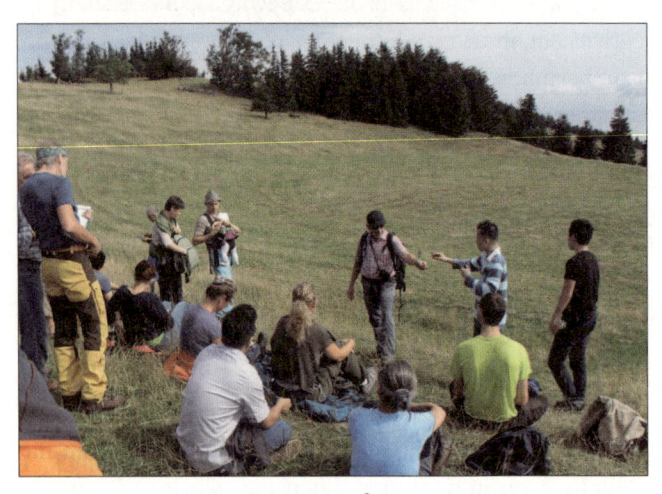

Kräuterwanderung

6. Ganzheitlicher Therapieansatz im „Ring der Prävention" 123

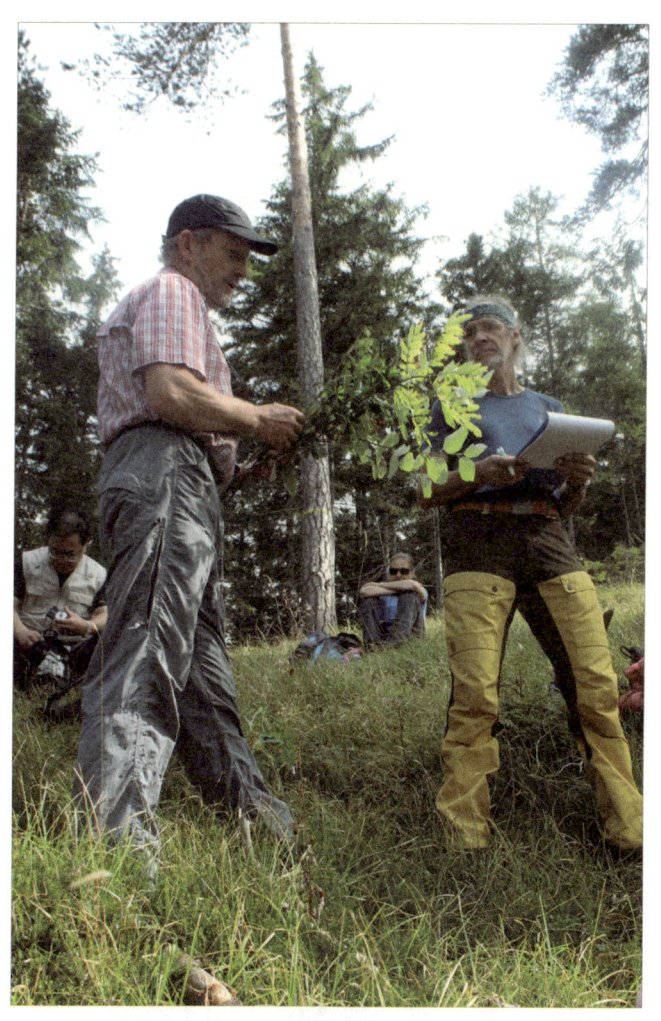

Heilpflanzen mit Prof. Dr. Johannes Saukel

den Pflanzen herstellen kann. Weiters sind Kräuterwanderungen, bei denen die Patienten die Pflanzen der Wälder und Berge besser kennenlernen können, sinnvoll. Gleichzeitig erfährt man auch, wie man sich in der Natur ungefährdet bewegen kann. Beides zusammen gibt mehr Sicherheit und damit Vertrauen ins Leben.

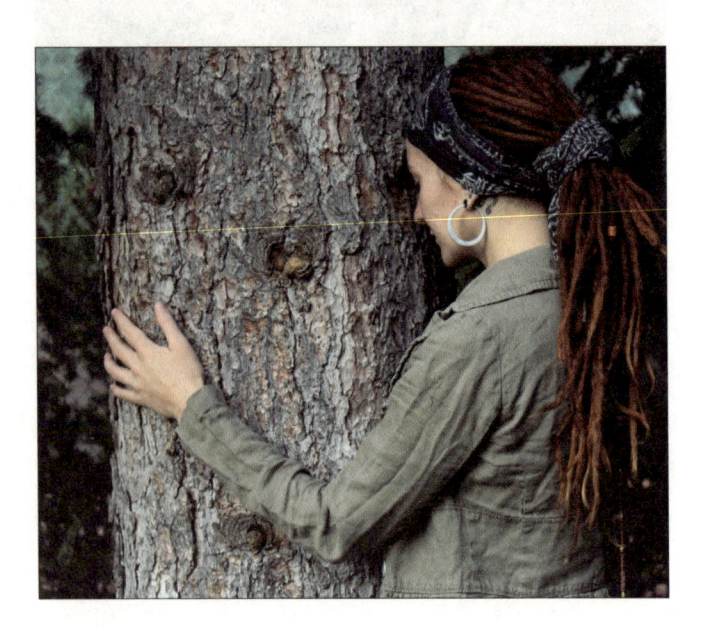

Ein weiterer Punkt sind Qi Gong-Übungen zur Kontaktaufnahme mit der mystischen Seite der Pflanzen, beziehungsweise deren Lebendigkeit. Hier lernt man, wie wichtig ein totales Loslassen (ähnlich dem der Pflanzen im Spätherbst, wenn sie all ihre Schönheit hergeben) ist, um daraus wieder etwas Neues zu gebären. Auch dies führt zu einem tiefen Verständnis und einer Anbindung an die Natur, und damit zu einem Verständnis für das Lebendige.

Ich empfehle auch Aufenthalte in einem Zentrum für Schamanismus und arbeite hier mit „Native Spirit – Das Wissen der Urvölker" zusammen. Die Menschen können sich dort in wilder Natur auf diese einlassen und sich selbst dabei hinter sich lassen. Dies beginnt mit Wildnis-Tagen, wo man lernt, Feuer zu machen, Holz-Teeschalen auszubrennen, einen Schlafsack aus Ästen und Laub aufzubauen, Seile aus Halmen zu fertigen, essbare Knollen und Heilpflanzen zu finden und sich mit weit offenem Blick in der Natur zu bewegen. In weiteren Kursen, „Erinnerer" genannt, kann man sich in diese Themen vertiefen. Ein für mich wichtiges Ritual in der Primär- und Sekundärprophylaxe von Burnout stellt die Schwitzhütte dar, die bei Native Spirit nach alten Traditionen und auf höchster Stufe zelebriert wird. Dabei kommt es zu einer 3–4 stündigen Zeremonie, die von Schamanen spirituell begleitet wird. Die Erfahrung für die Gemeinschaft in dieser Schwitzhütte ist es, einen kleinen körperlichen als auch spirituellen Tod zu sterben, um am Ende als neugeborenes Kind diese Hütte wieder zu verlassen. Man erfährt wieder, wie ein kleines Kind ohne Vergangenheit und Zukunft, mit offenen Augen im Hier und Jetzt staunend die Welt neu zu entdecken. Auch hier passiert der Effekt nicht

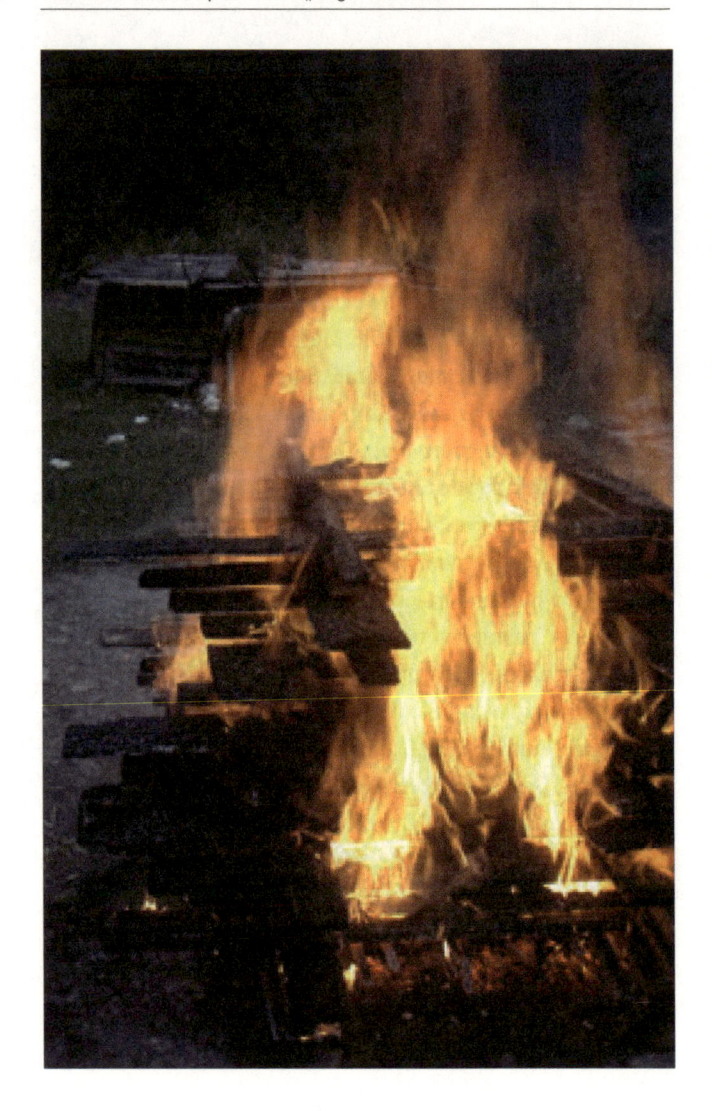

6. Ganzheitlicher Therapieansatz im „Ring der Prävention"

durch ein Training, sondern kommt als Blitz und kann so tiefe positive Veränderungen bewirken. Damit bekommen wir die Chance, uns auf eine neue, höhere Bewusstseinsebene zu heben.

Eine andere wichtige Behandlung für mich ist die Klangliege, die auch dann angewendet werden kann, wenn es den Burnout-Patienten sehr schlecht geht. Die Klangliege ist ein Monochord, auf dem die Patienten liegen. Die darunter gespannten 38 Saiten lassen, wenn der Therapeut darüber

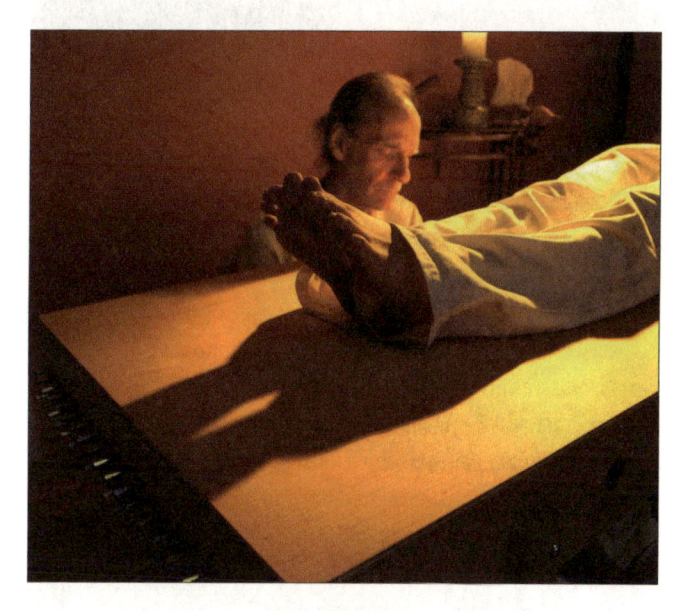

Behandlung auf der Klangliege

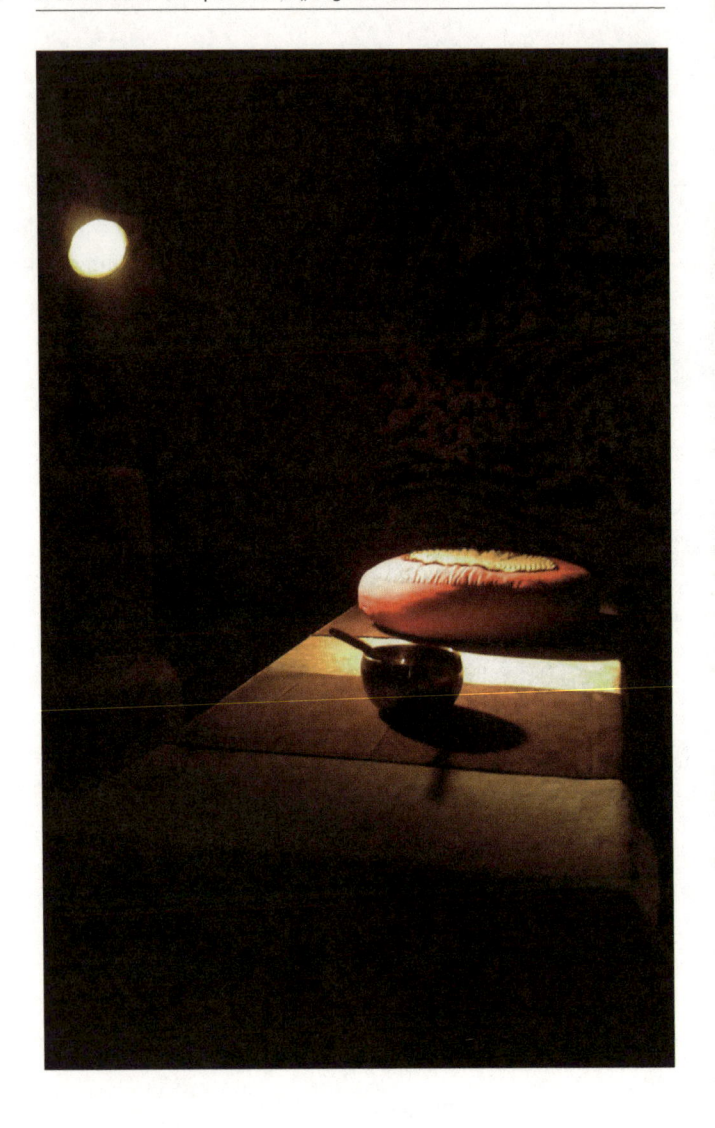

6. Ganzheitlicher Therapieansatz im „Ring der Prävention"

streicht, einen ganzen Akkord an Obertönen erklingen[23].
Diese harmonische Schwingung geht direkt vom Resonanzkörper durch den Körper des Patienten, und der Effekt ist ähnlich einer Trance. Es wird von den Patienten oft mit dem Gefühl von Wasser und, damit verbunden, dem Urvertrauen ins Leben beschrieben. Dieses Urvertrauen ermöglicht es den Patienten, andere neue Bewusstseinsfenster zu öffnen. Es entstehen neue Bilder, die neue Möglichkeiten oder Potentialitäten für das Leben bzw. die nächsten Schritte auftauchen lassen. Gerade beim Burnout haben die Patienten das Gefühl, steckengeblieben zu sein und nicht mehr weiter zu wissen oder zu wollen. Durch die Klangliege können solche Initialzündungen auf einer neuen Basis des Vertrauens entstehen. Aber nicht nur das adualistische Urvertrauen, sondern auch das dualistische Selbstvertrauen, welches für die Umsetzung der Bilder verantwortlich ist, wird gestärkt. Wir können nämlich sinnvollerweise die Klangliege mit einer individuellen Farbtherapie und einem dem stärksten Lebensprinzip des Patienten entsprechenden ätherischen Öl kombinieren.[24] All das ergibt eine schöne und ganzheitliche Behandlung, die in jeder Phase des Burnouts durchgeführt werden kann.

In eine ähnliche Kerbe schlagen Trance und Hypnose, wel-

---

23 Klangheilung, Jonathan Goldman
24 Aromatherapie, Wabner und Beier

che wir auch manchmal zur Therapie des Burnouts heranziehen (siehe: „Die Weisheit des Heilens", Dr. Gerald Poler). Auch hier werden Fenster zu bis dahin verborgenen Parallel-Bewusstseinswelten geöffnet. Die daraus entstehenden Bilder lösen oft eine automatische Entwicklung ohne irgendwelches Training aus, wie ein ins Rollen gekommener Stein. Diese Maßnahmen fallen für mich auch unter den Titel „Anbindung an die Natur", denn sie erlauben mir, die Natur meiner Seele zu erkennen. Und mit all diesen Maßnahmen schaffen wir nur Voraussetzungen, in denen der Patient selbst seine Heilung durch Erkenntnis herbeiführen kann, ohne dass ihm etwas vorgegeben wird. Ich werde das noch im letzten Kapitel der Vorausschau im Zusammenhang mit Asklepion darstellen. In Richtung Natur gäbe es noch viel anzumerken, insbesondere der Umgang mit Tieren. Gerade bei depressiven Verstimmungen wie dem Burnout haben Tiere eine heilende Komponente. Und wir können erkennen, wie sich Tiere altruistisch in das Gesamtkunstwerk Leben einfügen.

E. Asiatische und Europäische Traditionsmedizin

Der letzte Sektor meines Rings der Prävention beinhaltet die direkte therapeutische Aktivität durch das Zusammenfließen mehrerer traditioneller Medizinsysteme. Wir nennen es universale Kulturmedizin, wobei wir besonders auf Traditionelle Chinesische und Traditionelle Europäische Medizin spezialisiert sind.

Gerade das Burnout braucht eine besondere individuelle Betreuung, weil es ja schon per definitionem weniger eine Krankheit als eine persönliche Sinnkrise darstellt. Erstens ist es von stark unterschiedlichen Stadien geprägt, andererseits dürfte gerade das Spannungsfeld zwischen Individualität und Gesellschaft bzw. zwischen Egoismus und Altruismus, eine große Rolle beim Burnout spielen. Ich sehe zwei Hauptgruppen von Patienten; solche, die von Beginn an komplementäre Medizin der modernen Medizin vorziehen und solche, die bislang ohne Erfolg mit den Mitteln der modernen Medizin behandelt wurden und nun eine erfolgreichere Alternative versuchen wollen. Besonders bei der zweiten Gruppe ist das Misstrauen in Behandlungen per se relativ groß und bedarf diesbezüglich auch eines feinfühligen und individuellen Vorgehens.

In dem Team, in dem ich arbeite, kombinieren wir nun Elemente der TCM mit solchen der TEM. Die Patienten bekommen von Seiten der TCM eine ganzheitliche Diagnose, das heißt, es wird nicht nur die vordergründig seelische Problematik, sondern auch die körperliche Dysbalance analysiert. So ist für den Patienten klar erkennbar, wenn die chinesischen Ärztinnen einen Leberstau, eine Milz- oder Nierenschwäche konstatieren, oder wenn zu viel Hitze oder zu wenig Wärme vorhanden ist. Und die Patienten können nachvollziehen, dass mittels der Behandlungen wieder ein Gleichgewicht im Fluss der Energie hergestellt werden soll. Das schafft sofort Vertrauen, und die Patienten fühlen sich zu Recht gut umsorgt.

Gerade bei Burnout und Depression stammen viele Defizite aus dem Wasserelement (Embryo und frühe Kindheit), und wenn dann die Ärztin aus innerem Antrieb für kurze Zeit die Rolle der sorgenden Mutter übernimmt, kommt damit auch langsam das Vertrauen zurück.

Die Behandlungen sind die aus der TCM bekannten Akupunktur, Tuina Anmo, Gua Sha, Schröpfen, Moxibustion und Kräutermischungen. Die Therapien erfolgen je nach individueller Konstitution und dem Stadium des Burnouts. In der pflanzlichen Behandlung kann man auch chinesische Kräuter durch europäische ersetzen. Oft arbeite ich mit europäischen Elixieren, Tinkturen und Ölen, manchmal auch mit Paracelsus-Rezepturen.

In der Pflanzenheilkunde sollten alle verwendeten Pflanzen nur biologisch angebaut werden. Die Tinkturen werden nach der alten Tradition der TEM hergestellt, das heißt, alle drei Komponenten (Merkur, Sulfur, Sal) aus den Pflanzen gewonnen. Von jeder Pflanze gibt es auch eine spagirische Zubereitung, eine Essenz. Auch hier setzen wir die Wirkpflanzen individuell ein. Eine mögliche Basistherapie stellt das Melissen-Elixier (nach Rezept von Günther Köhle) dar: Melisse, Passionsblume, Alpenhafer, Hopfen, Anis und Majoran. Dazu können wir entstressend und stärkend eine Tinkturen-Mischung aus Aroniabeere, Ginseng, Alpenhafer, Propolis, Melisse, Gänsefingerkraut, Hibiskus, Holunder, Schafgarbe, Spitzwegerich, Zinnkraut und Mistel geben. Sehr bewährt hat sich auch eine spagirische Komplex-Essenz von Hopfenzapfen, Haferrispen, Lavendelblüten und –kraut, Johannisblüten und Melissenkraut. Verstärkend wirken dann Einzeltinkturen wie Passionsblume bei Angst, Lavendel bei Gedankenkreisen, Johannisblüte bei depressiver Reaktion und Melisse bei blanken Nerven.

Speziell bei Schlafstörungen empfehlen wir eine Rezeptur von Garvelmann: Angelica archangelica dil. D1, Calcium carbonicum dil. D12, Crataegus oxyancantha Urtinktur, Melissa off. Urtinktur, Valeriana off. Urtinktur. Dies kann man durch Cerebretik Nr. 4 (Fa. Soluna) oder Bryophyllum Argento cultum D2 ergänzen. Außerdem empfehlen wir Lavendelöl als Tropfen auf den Kopfpolster. Die meisten der Pflanzen, die die Patienten als Heilmittel mit nach Hause nehmen, können sie sich in einem Schaugarten ansehen und so einen persönlichen Bezug zu ihnen herstellen.

Aus den passiven Behandlungen des Burnouts wie TCM, europäische Kräuter und Klangliege sollen langsam mit Hilfe von Gesprächen Aktivitäten entstehen. Für Burnout gilt ebenso wie für alle anderen Krankheiten der Ausspruch „Krankheit als Chance". Das Wort Krise kann man mit „Entscheidung am Wendepunkt" übersetzen. Und es liegt am

Patienten, die Botschaften aus dem Burnout zu verstehen und daraus ihrem/seinem Leben eine neue Wendung zu geben. Der Arzt kann dabei nur ein Katalysator im Prozess der Selbstheilung sein. Und wenn ich von Heilung spreche, dann bin ich mir der Tiefe dieses Ausdrucks bewusst.

Manche Menschen denken, dass mit der Einnahme von Antidepressiva und dem Abreiten der Krankheit die innere und äußere Welt wieder in Ordnung kommt. Diese haben die Natur des Menschen nicht erkannt, und die nächste, oft noch intensivere Botschaft in Form einer Erkrankung steht dann oft schon in der Türe.

Zusammenfassend gibt uns unser Ring der Prävention die Möglichkeit, Burnout nicht nur als ein multifaktorielles Geschehen zu erkennen, sondern es auch auf verschiedenen Ebenen gleichzeitig zu behandeln. Zum Ende der Konsultationen bezüglich Prävention, nachdem ich meine Sicht über die fünf Elemente des Rings dargelegt habe, frage ich: Wie soll ich krank werden, wenn ich mich auf dargestellte Weise gesund ernähre und bewege, regelmäßig entgifte und die Toxine auf ein Minimum reduziere, ich in Anbindung an die Natur die Philosophie meines Lebens und das der Gesellschaft erkennen darf und meine Balance regelmäßig und kontinuierlich durch traditionelle Medizin und gesunde und saubere Pflanzen wieder hergestellt wird?

Man könnte diese Punkte fast als Aufgabe unseres irdischen Seins zusammenfassen. Mir ist schon bewusst, dass nichts perfekt ist und wir trotzdem krank werden oder einen Unfall erleiden können. Aber je klarer mir die Aufgaben der irdischen Erfahrung meines Spirits sind, desto unwahrscheinlicher wird Krankheit: We are not human with a spiritual experience, but we are spirit with a human experience.

7.
Zusammenfassung und Blick in die Zukunft

In den letzten Jahrhunderten hat die westliche Welt, und hier insbesondere die angloamerikanische Welt, die Entwicklungen auf unserer Erde vorgegeben. Das gilt auch für die Zivilisationserkrankungen. Haben bis vor kurzem alle über die übergewichtigen Amerikaner gelacht, sehen wir heute selbst in armen afrikanischen Staaten neben hungernden eine immer größere Anzahl an übergewichtigen Menschen. China wird bei Krebserkrankungen, Diabetes, Hypertonie, Adipositas, Depression und Burnout bald zum Westen aufgeschlossen haben. Wir können davon ausgehen, dass Burnout etwas mit dem Lifestyle der westlichen Welt zu tun hat. Und einer der Gründe besteht in unserem exzessiven Konsum, gepaart mit Profitstreben. Daraus entsteht hoher Arbeitsdruck, zusammen mit Produktion von nicht nur sinnlosen, sondern sogar das Ökosystem massiv schädigenden Produkten.

Wenn wir nun weiter in der Vertikalen tiefere Gründe für dieses Verhalten suchen, stoßen wir bald auf die Dualität von Egoismus und Altruismus. Es gibt Hinweise, dass Egoismus in dieser Welt zu- und Empathie abnimmt. Die moderne Medizin, ihre Ärzte und ihre geldproduzierenden Pharmakonzerne haben dem Burnout und der Depression nur wenig entgegenzusetzen. Sie sind ja auch ein Spiegel der Gesellschaft. Die wenig erfolgreichen Behandlungen werden bei weitem von der epidemieartigen Ausbreitung von Burnout und Depression übertroffen, so dass ein Blick auf mögliche Prophylaxe sinnvoll erscheint. Und für eine sinnvolle Prophylaxe sollte man die Wurzeln dieser Krankheit kennen. Was für die Prophylaxe gilt, hat genau die gleiche Bedeutung für die Behandlung. Es gilt der Satz: Wenn etwas eine Ursache hat, kann es auch ein Ende haben.

Diesen Wurzeln komme ich näher, wenn ich mir generell die Wurzeln der Menschheit ansehe. Darüber wiederum geben uns die traditionellen Philosophien und Medizinsysteme Auskunft. In Folge von vielen zehntausenden von Jahren der Beobachtung der Natur finden wir Hinweise auf natürliche oder fehlgeleitete Entwicklungen des Mensch-Seins. Und in der Erinnerung unserer Patienten an diese Wurzeln können wir Selbstheilungsprozesse katalysieren. Natürlich können wir jemanden, der im tiefsten Stadium des Burnouts zu uns kommt, nicht als erstes mit dieser Philosophie konfrontieren;

sie/er wäre überfordert. Zuerst kommt das Annehmen des Patienten mit Hilfe verschiedenster Therapien, um dann im Stadium der beginnenden Erholung an den Wurzeln zu arbeiten.

Das wäre genau das Prinzip des Asklepios, wo nach Wochen die Therapien und körperlich-seelischen Reinigungen in einer spirituellen Erfahrung und Erkenntnis gipfelten. Die Ärzte sind die, die diese Behandlungen und spirituellen Erfahrungen möglich machen. So folgen wir unserem Ring der Prävention, indem wir alle Zugänge auf der körperlichen und seelisch-geistigen Ebene nutzen, um die Patienten zu einer Heilung zu führen.

Der Blick in die Zukunft ist naturgemäß weit schwieriger als der Blick zurück. Wenn wir es nicht schaffen, ein Problem auf der geistigen Ebene zu lösen, wird es in den Körperschatten sinken und sich dort als Krankheit ausdrücken. In der Hermetik lernen wir: Wie oben, so auch unten; wie im Großen, so auch im Kleinen. Wenn der einzelne Mensch die Spuren seines Problems im Körper lesen kann, so sollte dies eine Gesellschaft auch können.

Welchen Traum träumt die Gesellschaft, dass wir so viele Burnout Erkrankungen haben? Solange wir die Wurzeln in der Gesellschaft nicht erkannt haben, werden die Behandlungen immer nur oberflächliche Korrekturen sein. Allein diese Erkenntnis kann im einzelnen Menschen eine beginnende Veränderung bewirken und in einer tiefgehenden Heilung münden.

Es kommt auch nicht von ungefähr, dass Burnout und Depression gerade jetzt so zunehmen. Durch die Bevölkerungsexplosion werden Menschen gezwungen, über etwas nachzudenken, das viele Philosophen schon vor tausenden Jahren wussten: Die Menschheit ist wie ein Schwarm, eine Einheit, ein Körper. Auch im einzelnen menschlichen Körper durften wir in letzter Zeit erstaunliche Entdeckungen machen. Ein Mensch besteht aus Billionen von Zellen und Lebewesen. Nur jede zehnte Zelle ist eine menschliche Zelle. Und alle Zellen und Lebewesen zusammen bilden ein altruistisches Verhalten zum Zusammenhalt des Gesamten aus. Die Frage stellt sich: Was ist der Mensch dann eigentlich? Und die Antwort, die sich aufdrängt, lautet: die Energie und Information, die alles zusammenhält.

Das Gleiche gilt, wenn wir wieder die Hermetik zu Rate ziehen, auch für die gesamte Menschheit. Wir glauben, dass unser Gehirn unser individuelles Ich darstellt. Es ist aber nur ein über Millionen von Jahren entwickeltes evolutionäres Hirn im Rahmen eines Körpers, der Menschheit heißt. Für viele kann alleine diese vielleicht unbewusste Erkenntnis Kopfschmerzen hervorrufen; es bedeutet nämlich, dass wir auch untrennbar mit den dunkelsten Schatten der Menschheit verbunden sind.

Aber das alleine kann noch nicht der ganze Grund für die Existenzkrise bei so vielen Menschen sein. Es sieht derzeit nach einer Zeit großer Veränderungen aus. Viele sprechen dabei von einem Entwicklungssprung des Schwarms Menschheit. Und wie ich anfangs schon erwähnt habe, gibt es zwei mögliche Entwicklungen, die einander scheinbar widersprechen und für einen immer größer werdenden Riss in der Gesellschaft sorgen. Die eine Entwicklung stellt den Entwicklungssprung in Richtung Transhumanismus dar. Dieser ist gerade voll im Laufen. In den USA werden dieses Jahr 2000 Milliarden Dollar auf diesem Gebiet investiert, und es ist damit die Sparte mit dem größten Investitionsvolumen. Das Ziel ist der Mensch 2.0, optimiert und unsterblich, angeschlossen an das gesamte Wissen der menschlichen Intelligenz. Möglich soll dies die Verbindung des Menschen mit Computertechnologie, Biotechnologie und Nanotechnologie machen. Die Verlockungen sind enorm und laufen über die Pflege unseres Egoismus: Jeder kann immer und überall alles für sich in Anspruch nehmen und wird unsterblich. Es ist wahr, dass all dies einem Schwarmverhalten entspricht, jedoch kommt es nicht aus dem Wunsch jedes Einzelnen, sondern von Wenigen auf einer diktatorischen Ebene gesteuert. Viele erliegen den oberflächlichen Verführungen, doch die Seele, die immer in die Tiefe blickt, erschrickt.

Die zweite Entwicklung, die auch einen Sprung für den Schwarm Menschheit bedeuten würde, ist eine hin zum Aufgehen im Altruismus. Wie die Zellen für den gesamten Körper leben, lebe ich für die Menschheit. Dies kann nur durch eine Zunahme der Sensitivität passieren, durch ein Erkennen des Ganzen auf der metaphysischen Ebene.

Diese Gruppe der Menschen, die sich in diese Richtung bewegen, werden Tiraner genannt. Sie lehnen die Entwicklung zur Technologie mehr oder weniger ab und stärken die Sensitivität durch die Anbindung an die Natur, durch das Erkennen der Zusammenhänge und Wirklichkeit von Natur und Entwicklung.

Manche meinen, die derzeitigen Probleme dieser Welt sind nichts anderes als eine Hilfe, ein Steigbügel sozusagen, um einen Entwicklungssprung zum Altruismus zu ermöglichen. Dieser Altruismus wäre das wirkliche Leben im Gegensatz zum vorherigen Egoismus, der nur eine Illusion darstellte.

Wenn ich mich umsehe und versuche, die derzeitigen Kriege und Konflikte (Papst Franziskus spricht vom derzeit ablaufenden Dritten Weltkrieg), Flüchtlinge, Unterdrückung, Morde, Umweltzerstörung und Machtstreben des Kapitals mit meiner Seele zu erfassen, spüre ich einen Schmerz und eine gewisse Hoffnungslosigkeit, die in ähnlicher Form, allerdings mehr auf das nähere Umfeld begrenzt, auch von Burnout-Patienten geäußert werden. Die große Frage, die sich stellt: Wo soll der Entwicklungssprung zum Altruismus herkommen?

In den Mythen der alteuropäischen Kultur wird erklärt, dass vor einer Erneuerung oder Veränderung immer eine tiefe und ehrliche Versöhnung stattfinden muss; eine tiefe und vollständige Versöhnung mit mir, aber auch mit der Dualität in dieser Welt in Form Egoisten – Altruisten, Transhumaner – Tiraner. Das könnte zum Beispiel ein Lernprozess sein, in dem Altruisten in einer Art Selbstaufgabe sich mit Egoisten zu identifizieren beginnen. Dafür bedarf es wiederum einer unendlichen Toleranz oder Liebe. Auch Paracelsus stellt die Liebe bei tiefgehenden Heilungen an die erste Stelle. Und in der Hermetik lernen wir: Es gibt nur halbe Wahrheiten, Widersprüche können miteinander in Einklang gebracht werden (Kybalion).

Nach all meinen teils abstrakten Recherchen, aber auch den vielen persönlichen Erfahrungen, kann man sich solch einer Toleranz durch ein tiefes Verstehen der Natur annähern. Wer einmal die Erfahrung der Mystik der Natur gemacht hat, kann berichten, wie sich durch plötzliches Verstehen das Herz weitet und diese Toleranz verströmt. Dieses Gefühl beinhaltet auch die Potenz des völligen Loslassens, und in diesem Loslassen verlieren sich die inneren Konflikte, die auch so stark die depressiven Anteile im Burnout bestimmen.

Was für das energetisch gesteuerte Zellkonglomerat Mensch gilt, sollte auch für den Körper Menschheit gelten. Dies würde den Entwicklungssprung zur Sensitivität ermöglichen. All diese Veränderungen können nur schwer mit geistigen Tools erlernt werden. Es bedarf eher einer plötzlichen Erkenntnis und unmittelbaren Reaktion daraus, eine Art Blitz der Erleuchtung. Ich konnte dies nicht nur bei mir selbst erfahren, sondern auch bei vielen Menschen, die ich sowohl mit der Natur in unseren Bergen als auch mit der Natur ihrer Seele in Verbindung bringen durfte. Viele von ihnen haben einen neuen, altruistischen bzw. seelenzentrierten Weg in ihrem Leben eingeschlagen. So sehe ich die Aufgabe unserer Ordination darin, Umfeldbedingungen zu schaffen, um solche Transformationen zu ermöglichen.

Ich wage auch zu behaupten, dass es fast unmöglich ist, nach solch einer Veränderung noch an Burnout zu erkranken. Durch die Vergebung meines eigenen Schattens kann ich die Spannungen und Zerrissenheit loslassen, und mein vorher blockierter Lebensweg beginnt sich klar abzuzeichnen. Auch das Verhältnis zur Natur und die damit verbundene potentielle Gefahr deren Zerstörung wird sich verändern. Und was für den einzelnen Menschen möglich ist, sollte auch dem Körper Menschheit gelingen.

Die Psychosomatik ist den Ärzten seit vielen tausenden Jahren bekannt. So wie ein Geist bzw. eine Seele, die sich in Disharmonie befindet und ihren Weg verloren hat, sich als Krankheit äußern kann, ist andererseits die Krankheit als Symbol der Hinweis auf meine Spannung in der Emotion. Genauso gilt das, und hier vielleicht noch mehr als bei anderen Krankheiten, für das Burnout. Wenn ich mit dieser Überzeugung am Burnout arbeite, muss ich erkennen, dass die Wurzeln in unserer Kultur und in der Entwicklung der Menschheit als Körper liegen. Das war der Grund, warum ich mich in meinen Überlegungen so oft auf das Gebiet der

Philosophie gewagt habe. Diese Art, zu denken und vorzugehen, war in den verschiedenen traditionellen Medizinsystemen an erster Stelle und wurde dort zur Blüte gebracht. Deshalb durfte ich von diesen alten Traditionen lernen und deren Vorteile in die Betrachtungen der modernen Zivilisationserkrankungen einfließen lassen; oder besser gesagt, wir konnten uns in diesen Bildern aus den Traditionen finden und uns und unsere Krankheit dadurch besser verstehen.

Alleine dieses Verstehen des Burnouts kann doch unser Leben so gründlich verändern, dass es zugleich zur Prävention von anderen Krankheiten führt. Letztlich kann man fast alle meine Darstellungen zum Burnout auch auf andere Krankheiten wie Krebs oder Herzinfarkt anwenden, denn immer kommen wir in der Beobachtung auf die gleichen zentralen Punkte: Natur und Menschenseele.

Dr. Gerhard Kögler
Wien, am 28.9.2015

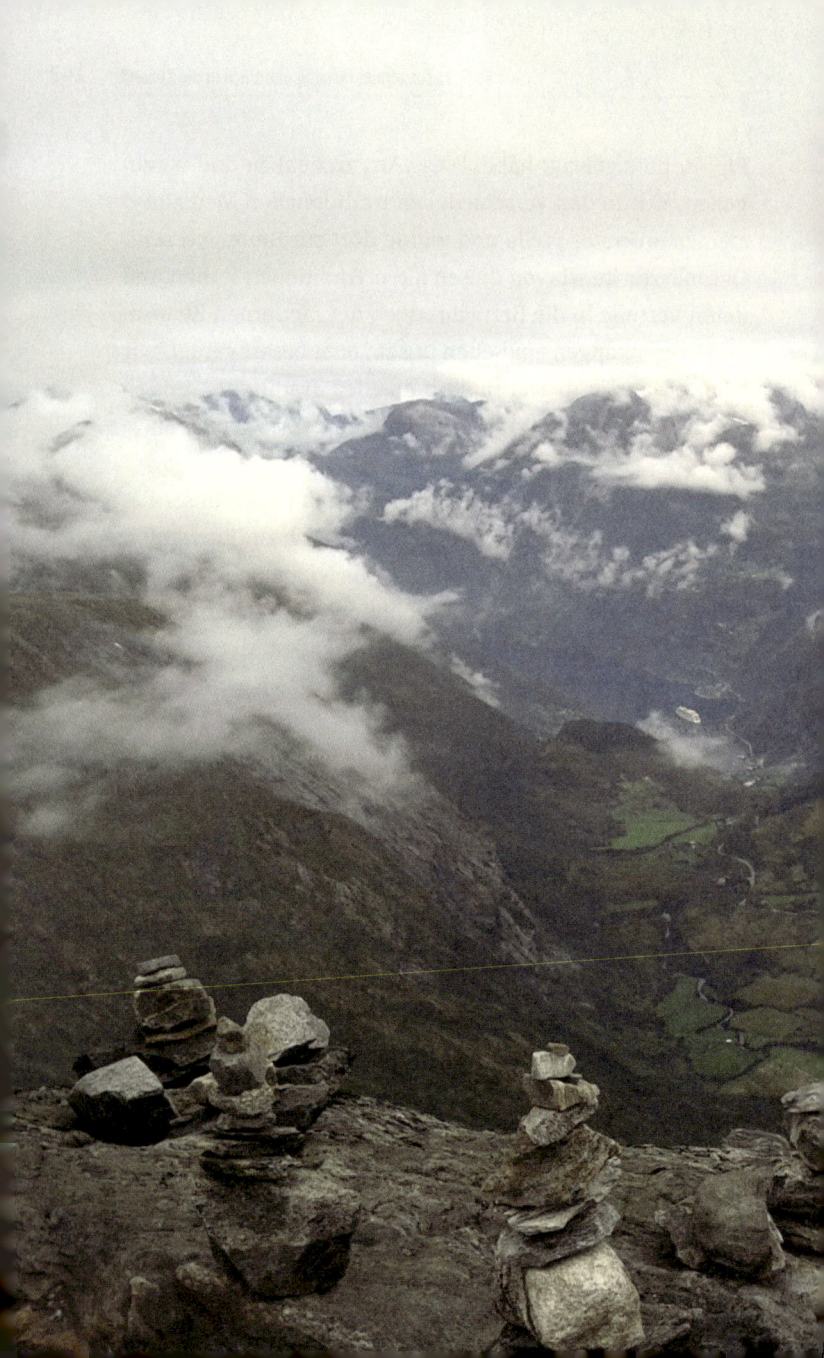

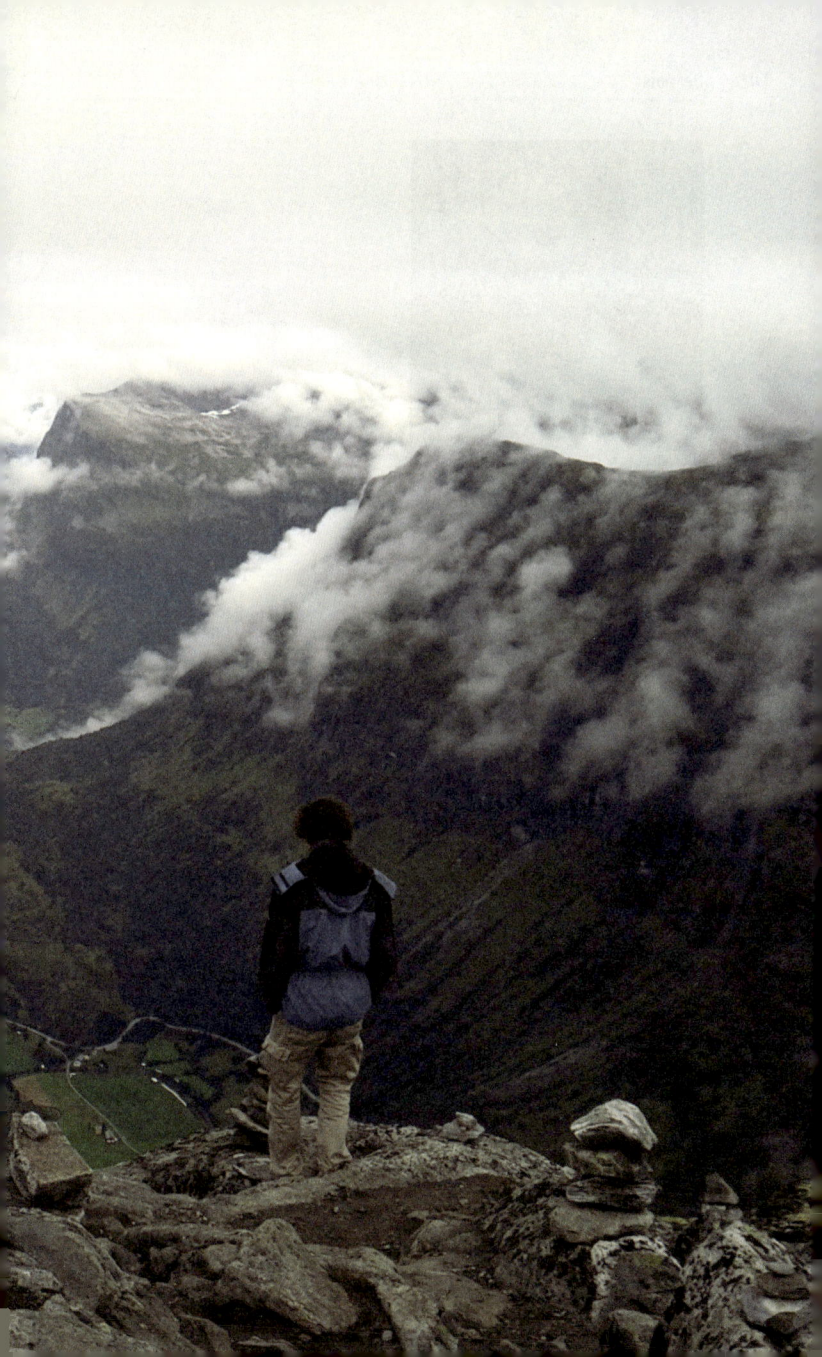

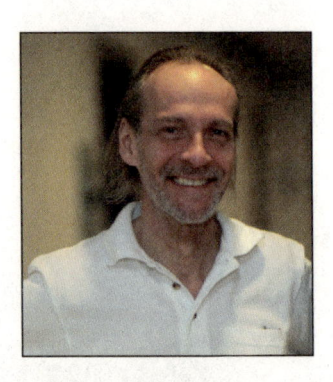

Dr. Gerhard Kögler

- Geboren in Wien, 1956, Vater von drei Kindern
- Studium Medizin an der Universität Wien
- Ausbildung zum Arzt für Allgemeinmedizin
- Seit 1984 als Arzt für Allgemeinmedizin tätig
- Zahlreiche Zusatzausbildungen wie Akupunktur, Neuraltherapie, Sportmedizin
- Leiter des medizinischen Zentrums „Lifeagents"
- Mitglied der GSAAM (Deutsche Gesellschaft für Antiaging und Präventivmedizin)
- Gastprofessor an der Liaoning Universität für Traditionelle Chinesische Medizin (Shenyang)
- Präsident des Vereins für Universale Kulturmedizin
- Ärztlicher Leiter der TEM-Akademie (Traditionelle Europäische Medizin)

Danksagung

Ich darf mich ganz besonders bei meiner Frau Vera Kögler Tng, die mit asiatischer Ruhe und Toleranz meine Arbeiten begleitet hat, bedanken. Weiter hat sie mit viel Liebe die Bilder zu den Lebensprinzipien und den Schamanen gemalt, die alle in unserem Zentrum in Wien hängen und auch im Internet zu bewundern sind.

Auch gilt großer Dank den Zwillingsschwestern Dr. Hong Ying Li und Dr. Hong Li Li aus Shenyang in Nordchina. Durch die jahrelange tägliche intensive Zusammenarbeit durfte ich lernen, oder besser erahnen, mit wieviel Hingabe und Liebe die Menschen in der asiatischen Medizin behandelt werden. Es findet dort das Behandeln im wahrsten Sinne des Wortes statt.

Auch meinen drei Kindern bin ich dankbar. Matthias, der als Philosoph alles korrekturgelesen und mich oft mit wichtigen Fragen zum Nachdenken bewogen hat; Viktoria, die als Ärztin und als Mensch mir viele wichtige Impulse geben konnte; und Bernadette, die durch ihre internationale Erfahrung und Herzenswärme in der von ihr aufgebauten Entwicklungshilfe in Tansania oft ein Vorbild war.